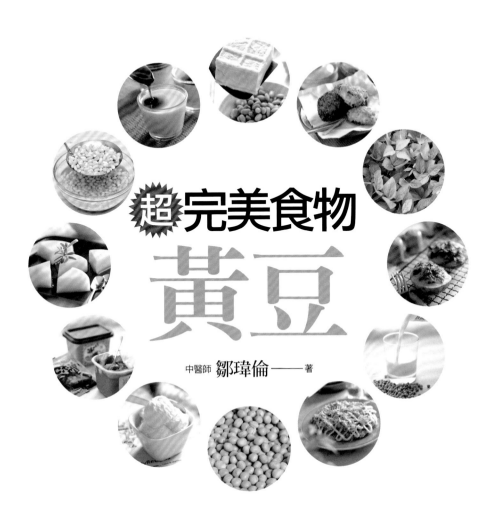

超完美食物

黃豆

中醫師 鄒瑋倫——著

Ⓒ文經社

醫者心，黃豆情

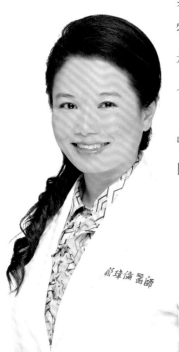

鄔瑋淪醫師

　　說來有趣，我本來不是學醫的。大學唸中興園藝系，每個學生都分配有一畦田，我的田通常下場就是作物不知去向，且雜草卻很多。我認為這樣下去不行，於是改弦更張轉考學士後醫學系。因為我覺得照顧人，和人接觸應該是有趣多了。

　　我什麼閒書都讀，什麼東西都喜歡摸，在中醫世界中，我可以說是悠遊自在。因為中醫是一門整合性的學問，探討的是「人」而不是「病」，正適合我這種帶點雞婆又愛管閒事的個性。

從醫學看　黃豆渾身是寶

　　開業之後，每天門診少不了望聞問切。或許是中國人食補的觀念根深蒂固吧，不管是怎樣的病，看診完後，病人或家屬們總是會問：「鄔醫生，那我平常該吃些什麼比較好？」經常，我會建議他們多喝豆漿，多吃豆腐。黃豆（亦稱大豆

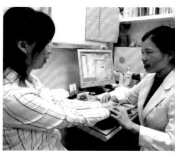

▲作者為病人把脈看診。

）這東西很妙，妳跟其他民族的人說要吃黃豆，他們可能會有很多質疑，但是黃豆食物早已深植在中國人的血液中已經是基因的一部分。我也因為三不五時就會提到黃豆和相關製品，因此常「上山下海」地去找去吃，希望對病人有最完善的衛教建議。

從中醫理論來看，黃豆對於肝、心、脾、肺、腎都很有效用，可以入菜，也適合做成各種加工品，也清楚顯示出它的平民特性。中醫認為黃豆「補脾益氣，清熱解毒」，而且高纖，對心血管疾病患者或老人家的慢性阻塞性肺病等都很有幫助，如果是氣管有狀況的人，喝豆漿還比喝水好，甚至有助於黏膜吸收。

除了建議病人多攝取黃豆食物外，有時我甚至還會順口說：「把無糖豆漿當水喝，自己做豆漿很簡單的！」許多病人通常會接一句：「哇，醫生你那樣忙，還有時間做喔！去買現成的不就好了。」後來我才發現，原來是我自己太習慣把豆漿當作是「家中日常飲品」了。

▲自製豆漿健康又美味。

孺慕溫馨的黃豆記憶

從小我們家裡無論什麼時間，都有一鍋豆漿在，家人都不喝白開水。此外，我們家的黃豆食品也是永遠不虞匱乏的。天熱的時候，我們會把豆漿一袋一袋裝好放進冷凍室，吃的時候拿出來用湯匙刮成很綿密的豆漿冰（據說現在很多冰店也有類似這樣的豆奶爽，看來我們家也算很創新）。有時候我母親還會做豆漿包子，小時候家住基隆，冬天很冷，麵糰不容易發，我們每個小孩常要抱著一鍋麵糰裹著棉被好讓麵糰發成，直到麵糰發了，媽媽去做饅頭，我們才可以睡覺。我父親還會做豆渣餅，雖然口味不是很好，但那是他小時候食物匱乏時，用來果腹的東西，結果成了我們這些孩子最營養的零食。

食用、藥用、養生養顏　粒粒皆宜

當今樂活當道，加上我擁有中醫師和黃豆子孫的雙重背景，兩年半前我幾經思考，決定抱著父親不忘本的

訓示和醫者愛人的心情，回老家扎實地面對黃豆，重新學習，並且希望能帶入新的觀念與作法，讓家族事業有更多元更具意義的發展方向。於是，我回到父親一手建造的老祖厝，跟著堂哥、堂嫂一步一步地從頭學習製作豆腐的方式。

　　隨著時代進步，豆腐事業當然也面臨傳統與現代衝擊的危機：鍋爐及快鍋取代了大鐵鍋，手轉式的壓榨機被離心機和液壓式壓榨機取代，傳統鹽滷換成了碳酸鈣，加上優質的水難尋，碳火爐也式微等等。我常常覺得現在我在台北吃到的豆腐，真的沒有家族做的豆腐口感好！

　　值得慶幸的是，有愈來愈多人回歸到傳統崇尚天然有機的生活，在器具和技術上也都有了更多符合安全、衛生、又不影響品質的改革與作法。我當然期許自己能為從小喜歡且最有益健康的黃豆，拓展出更長遠美好的願景，這或許也是在重整家族事業之際，更想把黃豆的好處分享給所有人而寫此書的醫者心態吧！

　　這本書除了有目前最完整的黃豆營養分析之外，我

也從中醫典籍裡蒐集了許多黃豆在中醫學上的藥用價值以及食補配方，加上我個人在臨床經驗上的應用方，彙整成一本中西合璧的黃豆應用資訊大全。針對現代人最在意的健康養生、瘦身窈窕、抗老美顏等議題特別規劃了章節，讓不同需求的讀者們都能在本書中找到適用的資訊。

此外，中國人最重視吃也最講究吃，豆製品的料理當然也不能有所遺漏。我也特別設計了幾道美味營養又簡便的黃豆食譜，從未加工的原豆，到磨製成的豆漿、製成豆腐、豆干、豆皮等等，都能入菜，而且營養成分不會隨著烹調方式而流失。

在本書的黃豆食譜示範部分，要特別感謝出身實踐大學，並在中學擔任烹飪老師三十餘年的好友何美雅老師的協力製作，才能使本書的食譜更為完美。

黃豆對於人類貢獻，更不僅止於如上的食用、藥用、美容、養生，隨著科技日益發展，黃豆在日常生活中被廣泛的應用，食、衣、住、

行、育、樂幾乎處處可見它的蹤跡。例如大豆蛋白纖維紡織而成的布料，舒適透氣之外也兼具了石化纖維的機械性。黃豆油更以製成環保的生質柴油，用來取代石油並減少環境破壞，也可以製成印刷用的油墨，不僅品質好不易沾污，也沒有石化油墨的毒性和臭味，對人體健康和空氣品質都有較好的保護。

　　東方人與黃豆的文化淵源可溯至四千多年前，而四千多年後的今日，當代人們與黃豆的關係發展的更加密切而多元，甚至擴延至全世界，成了新世紀當紅的食材。希望還沒將黃豆融入日常生活的讀者們，能夠從閱讀本書開始，和我一起體驗黃豆那不可思議的魅力與魔力。

鄒瑋倫 2009年7月

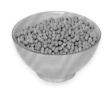

目次 Contents

自序………002

chapter 1
不可思議的黃豆 010

東方民族吃黃豆………012
中醫看黃豆………021
西醫看黃豆………028
解讀黃豆的健康密碼………030
解讀黃豆的瘦身密碼………040
解讀黃豆的美容密碼………048

chapter 2
黃豆家族大集合 056

風靡全球的豆漿………058
比肉更美味的豆腐………064
豆渣是排毒大功臣………070
幼咪咪的豆花………072
營養百分百的豆皮………074
變化萬千的豆干………076
天然調味料之王──味噌………078
血管清道夫──納豆………082
中國起司──豆腐乳和臭豆腐………083

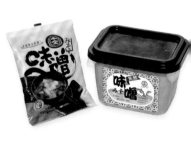

chapter 3

黃豆應用的技術 086

老師傅做豆腐⋯⋯⋯088

chapter 4

各式豆料理 094

豆漿料理⋯⋯⋯096

豆腐料理⋯⋯⋯105

油豆腐料理⋯⋯⋯116

豆干料理⋯⋯⋯120

豆渣料理⋯⋯⋯122

豆子料理⋯⋯⋯126

豆皮料理⋯⋯⋯127

黃豆粉料理⋯⋯⋯129

納豆料理⋯⋯⋯130

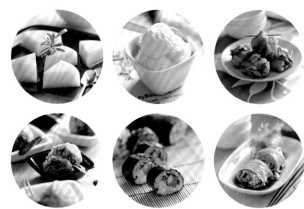

chapter 5

健康與美麗的貢獻 134

基本的大豆蛋白⋯⋯⋯136

工業上的大貢獻⋯⋯⋯141

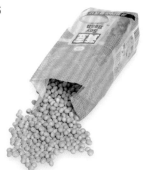

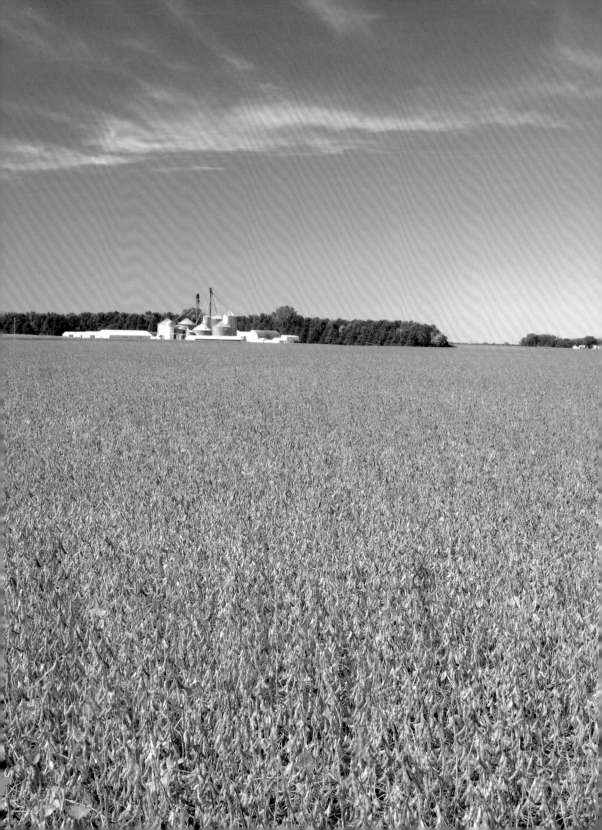

1

不可思議的黃豆

炎黃子孫是吃黃豆的民族,從寒冷的中國北方
三省到溫暖的南方廣東、雲南和越南,從西邊
的新疆一直到東邊的日本韓國等。算起來,黃
豆在中國已經超過兩千年的歷史,自古以來即
是亞洲東方地區最重要的蛋白質來源。

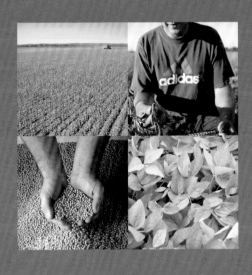

東方民族吃黃豆

　　選用黃豆作為食物，大概可說是東亞人們重要的發現。早在西元前，全亞洲的人們就已經開始嘗試大規模的種植，並且找尋最簡單且最有效的方法來製作多樣化、容易消化以及美味的黃豆食品。幾千幾百年下來，造就了今日東亞人們料理飲食的三種基本黃豆食材：豆腐、味噌和醬油。

　　今日，在大部分亞洲國家，豆製品是最重要的日常飲食，亞洲人吃豆腐就像西方人吃麵包一樣的頻繁且重要。的確，黃豆經過幾千年的飲食發展，早已內化在我們的基因中，成為最適合亞洲人的營養成分了。不過，當今世界生產黃豆最多的國家卻不在亞洲，而是美國。美國生產的黃豆數量佔全世界的三分之二，農地面積和價值比小麥還要多。只是在西方國家，黃豆的主要身分是「榨油用的農作物」，用來提煉沙拉油，要不然就是當作家畜的飼料，而不是人類的食材。日本人則是食用黃豆最多的民族（比美國人多30倍），並成為世界上平均壽命最長的國家，據研究關鍵即在黃豆。

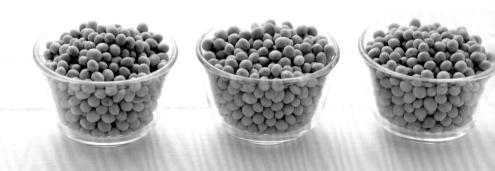

認識黃豆

　　黃豆又稱大豆，正式學名是Glycine Max，屬於豆莢科，黃豆植物約60公分高，有著木質的莖和三片一起的葉子，葉、莖和豆莢這三個部分則被褐綠色的軟毛所包覆，種子——也就是黃豆，是長在豆莢中，通常會有三到五個黃豆莢串在一起，挨著莖幹長出來，每一株莖約有15個豆莢，每一個豆莢內約有兩到三顆黃豆。

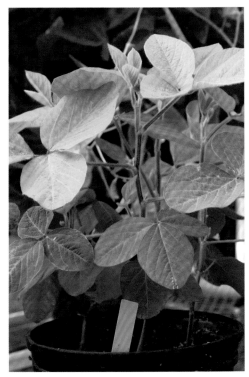

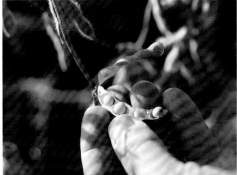

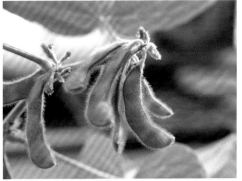

▲黃豆植株。

▲完全成熟的黃豆莢。
▼未成熟的黃豆莢。

　　很早以前，當農家將黃豆株從土裡拔起後，會立刻除去葉子捆成一束，然後一大捆、一大捆的拿到市場裡去販售，一般的家庭主婦會把豆莢拿來烹煮，剩下的莖則當燃料。成熟或乾燥過的豆子呈現棕褐色、米黃色或黃色，有些不同種類的黃豆會呈現黑色、棕色、綠色或者兩種顏色。

　　黃豆這名字從何而來？其實，中國人稱黃豆為大豆，日本人也差不多寫法，讀做daizu，跟英文的soy感覺不怎麼相關。不過，中文字典在西元初期的時候就記載，大豆稱為sou，另一方面，日語的醬油讀做shoyu。所以可以說，英文的黃豆這個詞型變化，可能源自於日文的醬油（soy sauce）或古中文的大豆（soy bean）。

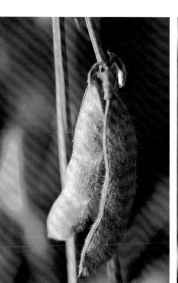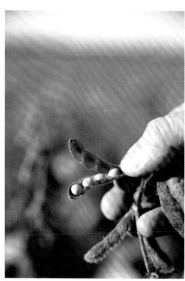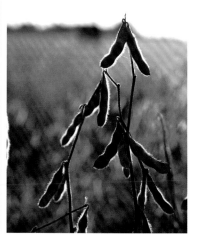

▲黃豆採集後，豆莢及枝葉曬乾後可以作為燃料。

至於黃豆植物是怎樣被發現的？由來已經不可考。不過中國人通常都會把值得尊敬的事物歸為是先人所贈與，所以傳說黃豆是由古代的賢人和明君賜予後代子孫的禮物。不管怎樣，有關黃豆的許多的神話、傳說、歷史故事中，再再反映了人類對黃豆的讚揚。

　　如果從農業的發展史來看，黃豆可能是起源於東亞，不是中國北方就是蒙古地方。黃豆可說是人類最早種植的穀物之一，在有文字紀錄之前，就已經是大面積耕種並且倍受重視。

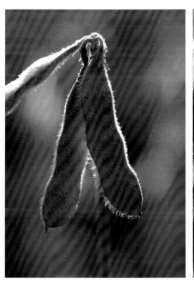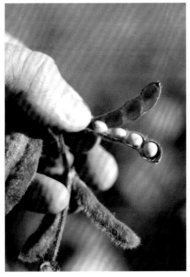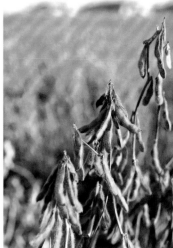

▲完全成熟的黃豆莢會變得較乾枯，輕輕一剝就能輕易取出黃豆。

在中國的神話傳說中，黃豆是虞舜和共工氏發現的，只是不知道他們發現的是黃豆莢還是黃豆。

另外有一個比較廣為人知的紀錄則是，在西元前2838年，中國當時的皇帝神農氏寫了一本有關草本的藥書，其中詳細描述了黃豆的外型與藥用的特質。

認真考究起史料，黃豆在漢朝（差不多西元前206年到西元220年）前就已經有種植了，而且在西元前兩世紀就用來加工製作食物，其中流傳最廣的說法是淮南王劉安發現了製作豆腐的作法。

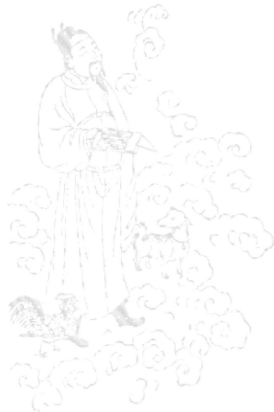

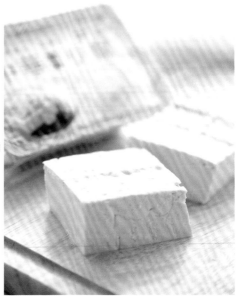

黃豆是東方民族生活的基礎

　　黃豆又是怎樣從中國傳到其他地區？這或許跟佛
教的傳播也有關。差不多在佛教傳入的西元六到八世紀
時，從中國北部或滿州地區，經由韓國進入日本。在日
本也有遺跡顯示，日本在新石器時代就有燒黑的黃豆和
去殼稻米的紀錄。在有了文字之後，日本兩本最古老且
著名的文獻中，都有關於黃豆的記載；奈良時代的記錄
顯示製造黃豆產品如味噌和醬油的人，必須被政府抽
稅，可見黃豆在當時已經是生活當中重要的物品了。

　　有趣的是，黃豆其實不能算是穀類，卻被中國人
列為與稻米、大麥、小米、玉米並重的五穀之一。這或
許可以說明，古中國的人們對黃豆的敬意吧！連帶著也
影響日本人，從語言中就可以發現，日本人在說豆腐、
味噌、醬油等黃豆製品時，都要冠上敬語「O」，所以
他們不說tofu，而說是o-tofu御豆腐，也就是「可敬的豆
腐」的意思。

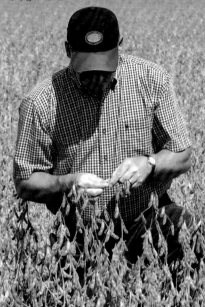

你或許也聽過日本人拿黃豆來趨吉避邪。在日本農曆上冬季的最後一天，每戶人家和寺廟都會炒黃豆，炒好的黃豆稱為「幸運豆」，人們會把這些豆撒在家裡的每個房間，在寒冬夜裡將豆子扔出窗外，一邊叫喊著「鬼在外，福在內」，然後在春天來臨的第一天食用。

另外，喜歡日本料理的人，應該也會發現，黃豆簡直就是日本人的王者之味，我們可以說豆腐、味噌、日本醬油是左右和風美食的主要「三神器」。最愛評鑑的日本美食家在說起這類食物時，都會用品酒、品茶的字眼來形容，這也表示出日本真的對黃豆充滿敬意。

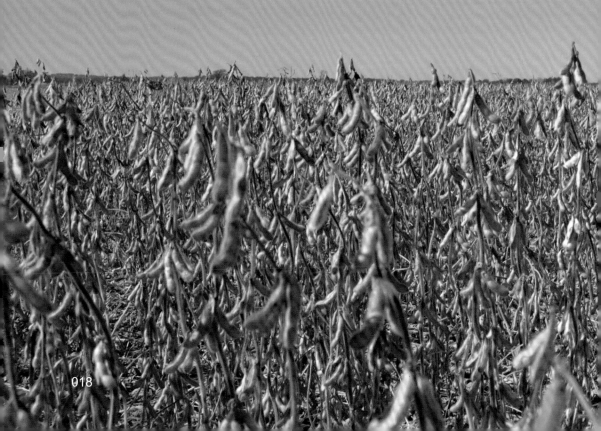

綠色的黃金奇蹟

　　黃豆從中國流傳到日本一千多年後，日本把中國的幾種基本黃豆食品變化出更多不同的美食。接著日本又把黃豆食品裝運出口到西方國家，當黃豆遇上了西方的料理方式，這奇蹟般的食物則又進入更多元燦爛的階段。

　　因為美國的氣候和土壤實在太適合種植黃豆了，加上技術和設備不斷改良精進，二十年後，美國就變成全世界最大的黃豆生產國，供應量佔了全球65％，第二是巴西，佔了18％，中國則是第三，大約13％左右。

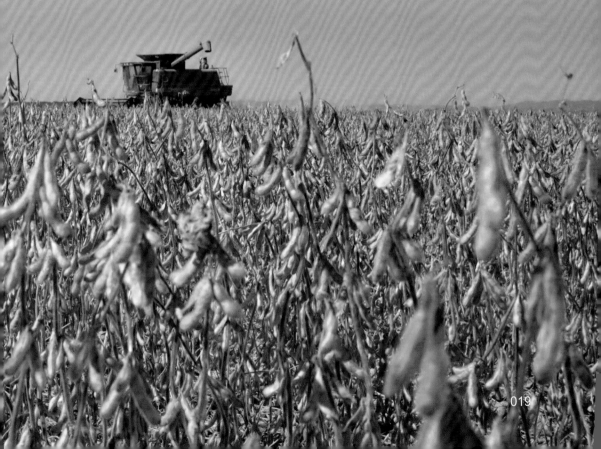

　　過去，西方人種黃豆不是當食物的，而是當作飼料或綠肥，用黃豆開始煉油的紀錄則從1900年開始，但是他們近幾年也開始注意起黃豆的營養價值，以及東方人運用黃豆的方式。

　　從此，黃豆也變成了美國主要的經濟作物，在亞洲被稱為「田野之肉」的黃豆，同時也是美國農民口中的「泥土裡的黃金」。我想，黃豆真的是創造出一個食物奇蹟！

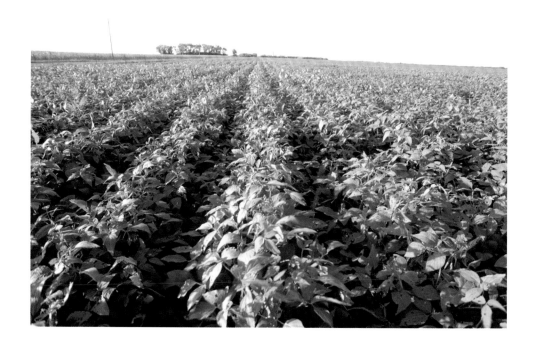

中醫看黃豆

　　神農氏命名了五種神聖穀類，黃豆就是其一。到了西元前300年，黃豆成為中國北方主要農作物，後來流傳到中國各地，經過各地方的特色改良，於是各式各樣的黃豆製品，相繼出現。

　　中醫稱黃豆「經炒熱後，有長肌膚、益顏色、填骨髓、補虛弱的補益身體功效。」也就是所謂「補脾益氣、清熱解毒」之效。我常常勸導病人以黃豆食品來補充體力，因為最自然也最好，且豆漿對於術後的病患或者老人、小孩，是比較好的吸收補充品。因為中醫強調脾胃，比較不強調腸胃功能，所以「脾為後天之本」，如果人生出來體質不佳，但後天顧得好也會很健康，這時候就要顧脾，脾就像國家的中央，一旦健壯，就可以帶動心、肝、肺和腎。

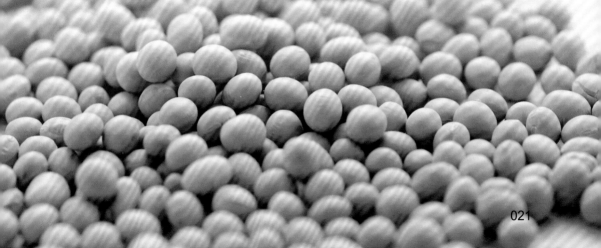

　　至於清熱解毒，因為黃豆屬溫涼，有安定的作用，而且它是優質蛋白質，可以驅趕不好的蛋白質，也可以把發炎的組織液趕出體外。所以，過去的人會用小量黃豆煲粥或配合蔬菜煮湯，或者煲水飲以清熱解毒；每當夏天烈日曝曬之後，用瓜菜或肉類煮湯佐膳時，也不妨加入一些黃豆，既可消暑散熱，又能增加營養。

是食物也是藥物

　　不僅食補而已，黃豆也可以當藥用。

　　《神農本草經》說：「生大豆，味甘平。除癰腫……止痛。」《神農本草經》是一本很早的典籍，從數千年前黃豆就入藥草經，可見它的重要性。

　　《食物本草會纂》說：「寬中下氣，利大腸，消水腫毒。」

　　明代時期李時珍《本草綱目》也記載「大豆可充食，利水消脹，下氣，祛風熱，活血解毒。」用現代的白話來說，黃豆能補腎、寧心、治風濕痙瘻的病症。

　　《延壽書》則說：「……久痢，白豆腐醋煎食之即癒。」還有說，如果「杖青腫，豆腐貼片貼之，頻易。」意思是如果因杖打而烏青腫痛，將豆腐切片後敷腫處，並且經常更換，有助消除瘀青。這就好比眼睛水腫或黑眼圈，可以用綠茶包、生牛肉等敷護一樣，有冷卻微血管、促進再吸收的作用。

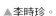
▲李時珍。

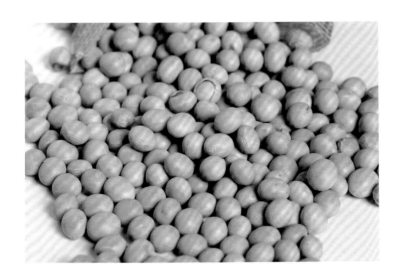

　　另外，《神農本草經》也說：「大黃豆卷，味甘平，主濕痺筋攣膝痛。」大黃豆卷就是黃豆芽，黃豆芽味甘性平，有清熱、除濕、解表作用，從營養角度來說，含有天冬醯胺、膽鹼、黃嘌呤等成分。豆類如果發芽後，就會產生毒素，在熟成過程中，毒素會被分解掉，等於是一種酵素，中醫就把它用來分解乳酸肌酸，等於是有消炎作用，在暑濕發熱、胸悶不舒、筋骨疼痛時，頗有療效。所以黃豆芽不但可作蔬菜食用，亦可作清熱食療品。

　　李時珍還認為黃豆能「活血，解諸毒。」他用一斤黃豆煮爛，放在瓷盆裡冷卻後搗碎成泥狀，乾燥後倒入半斤左右優質米醋，拌勻。等稍乾成糊狀後，外塗在傷痛處，再用紗布包好，對治療跌打損傷有顯著效果。

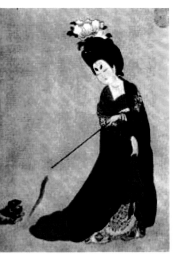

▲唐朝仕女圖。

是中醫美容聖品

　　中醫認為豆類都具有良好的潤澤肌膚、去黑增白的作用。

　　李時珍在《本草綱目》中說它有「容顏紅白，永不憔悴。」以及「做澡豆，令人面光澤。」的作用。黃豆粉在唐代就是製造面藥方和配製澡豆的理想基質。書中說的澡豆，指得是古代清洗手和臉的一種潔膚類美容品，無論官吏貴族或平民百姓都愛用。所以孫思邈在《千金翼方》中也說「面脂手膏，衣香澡豆，士人貴勝，皆是所要。」

　　另外，《本草拾遺》認為豆粉「久服好顏色，變白不老。」

　　而《名醫別錄》也記載了黃豆芽具有「去黑，潤肌膚皮毛」的作用。

　　然而《肘後方》中更簡單，只用黃豆芽一味磨成豆粉，製成蜜丸，內服後能增進食慾，使瘦的人變得肥白，所以這也叫「肥白方」。在中醫中，能維持容顏不老、好氣色的肥白，就是青春。因為古代營養不良，覺得肥白才好，宮廷或富貴人家的女人可以用很多補品或藥方或吃或敷或泡澡，讓肌膚無瑕白細，窮人家女兒就只能吃豆腐來補充，所以說豆腐是「窮人的補品」。

　　《肘後方》是一本記載從廚房用品或者環保廢物中，提取藥用的書籍，是營造樂活的好參考。《肘後方》中還有一方是被隋煬帝後宮採用的宮廷祕方：把

黑大豆放在醋中浸泡一兩夜，加熱，煮爛，去渣，然後以小火煎熬濃縮得到的藥液，塗在頭髮上就會有「染髮鬚，白合黑，黑如漆色」的效果。

　　中醫是很生活的科學，所以會從自然中取材，找出最養生的食材，同時也是最好用的藥材。黃豆可以作多種多樣食法，可煲湯，燉煮牛肉、排骨或豬腳，更可做豆腐、豆豉、醬油、腐竹、黃豆芽，還可榨成沙拉油，又可拿來美白護膚，真的可以說是中醫之寶吧！

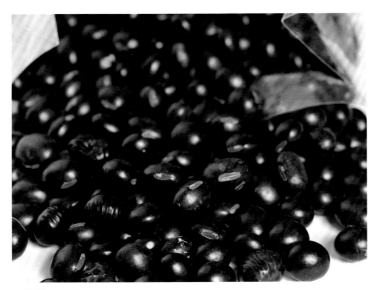
▲黑豆。

中醫對黃豆的日常應用

　　從古至今黃豆在中醫藥學的應用上就非常廣泛，許多典籍都記載著黃豆以及豆腐的保健療方及美容祕方，本書特地蒐錄部分古方，整理列表如下：

症狀／改善方劑	配膳或藥方	出處
風寒感冒	豆腐＋黑糖粉＋熱水，滾沸沖服。	作者經驗方
風寒頭痛 （淋雨、吹冷風、熬夜虛咳舊疾復發）	豆腐＋蔥＋薑，切段煮湯食用。	作者經驗方
美白肌膚	豆腐或黃豆磨碎泥，蒸熟後敷臉，約15分鐘後以清水洗淨。	宣明論方
產後虛弱，迎風頭暈	黃酒＋麻油，煎豆腐食之。	千金要方
中老年人口臭 （萎縮性齒槽炎或稱牙周病之口臭）	豆渣刷牙。	必用之書 （相傳金代一帝御用之潔齒方）
強筋固氣，續嗣，長生不老	豆腐＋菟絲子＋男童子尿，浸酒，三個月即可飲用。	道家積德堂經驗方
護髮膜 （使頭髮光滑柔順）	豆腐泥＋米醋，塗抹在半乾的頭髮上，約15分鐘後以清水洗淨。	隋煬帝後宮諸香藥方
護髮膜之二 （使頭髮光滑柔順）	豆腐泥＋豆漿汁，煮爛狀，塗抹在半乾的頭髮上，約15分鐘後以清水洗淨。	肘後方
天然染髮劑	黑大豆放在醋中浸泡一兩夜，加熱，煮爛，去渣，然後以小火煎熬濃縮成藥液。	肘後方
護膚澡豆 （農曆八、九月製作可治今日之過敏性皮膚、異位性皮膚炎、老人冬季乾癢症。滋潤滑嫩脆弱敏感肌膚）	豬內臟打汁，混白茯苓、白芷、藁本、甘松香，以黃豆蒸熟混合，搓成一顆一顆的。使用方式同香皂。	千金要方

症狀／改善方劑	配膳或藥方	出處
護膚一百日澡豆祕方（治臉色黝黑暗沉，一百日後白皙光滑，並散發淡淡清香。）	木瓜花、桃花、梨花、李花、紅蓮、旋覆花、麝香、丁香、沉香、珍珠粉、豆腐搗碎或大豆汁連泥蒸熟，混合成一顆一顆的。使用方式同香皂。	千金翼方
去粉刺硫磺散（鼻頭粉刺消弭方）	硫磺小塊＋二份豆腐＋水，淹過同煮直至黑綠色，豆腐丟棄不用，陰乾後切小塊磨粉，塗於鼻頭粉刺處。	景岳全書
開脾胃肥白方（內服能增進食慾，使瘦的人變得肥白。助小兒開脾。）	乾黃豆芽以乾鍋炒熟磨成豆粉，調入少量蜂蜜，製成小指頭大小的蜜丸。每日服用數顆。亦可做為小兒零食。	肘後方
治療跌打損傷	一斤黃豆泡水一晚，煮爛，放在瓷盆裡，冷卻後搗碎成泥狀，乾燥後倒入半斤左右優質米醋，拌勻。等稍乾成糊狀後，外塗在傷痛處，再用紗布包好。	李時珍經驗方
久痢	豆腐以醋煎煮，食之可癒。	延壽書
消除瘀青	將豆腐切片後敷腫處，並且經常更換。	延壽書

西醫看黃豆

如果從營養學的角度來看，黃豆也是「豆中之王」，被人們稱為「植物肉」或者「綠色乳牛」，營養價值很豐富。

乾黃豆中含有高品質的蛋白質約40％，為其他食物之冠。現代營養學研究也證實，一斤黃豆相當於兩斤多的瘦豬肉，或三斤雞蛋，或十二斤牛奶的蛋白質含量。黃豆之所以會在東亞人民的日常食物中扮演重要角色，最基本也最重要的原因，就是它的蛋白質效率。

黃豆的蛋白質含量，不僅比其他未經加工的植物或肉類所含有的蛋白質多出35％，而且相當優質。黃豆蛋白質含有人類所需要的八種胺基酸，而且都是很容易被人體吸收的種類。其實，植物性蛋白質和動物性蛋白質沒有太大差別，對人體來說，半碗黃豆所含的蛋白質，與140公克牛排所含有的蛋白質一樣多，但物美價廉的黃豆食物，不僅不含膽固醇，還可降低肉類食物中的膽固醇，況且也沒有肉類中不容易消化的飽和脂肪酸，還有更重要的一點——它的卡路里比例相當低。

而黃豆脂肪含量在所有豆類中也居首位，出油率達到95％。黃豆所含的脂肪中，有一種物質「亞麻油酸」，能促進兒童的神經發育，亞麻油

酸還具有降低血中膽固醇的作用，有助於預防高血壓、冠心病、動脈硬化等。

另外，黃豆還有維他命A、B、D、E及鈣、磷、鐵等礦物質。一斤黃豆中含鐵質55毫克，而且很容易被人體吸收，對於缺鐵性貧血的患者很有幫助。磷對大腦神經十分有利，一斤黃豆中就含磷2855毫克，可見黃豆也是有益大腦的食物。

乾黃豆內雖然不含維他命C，但發芽後卻能產生，在蔬菜淡季，吃發芽黃豆不失為補充維他命C的方法。不過，因為乾黃豆含有抗胰蛋白酵素，會影響人體吸收黃豆內營養成分的程度，所以食用黃豆或豆製品，燒煮的時間最好比一般食物長些，以高溫破壞這些因子，提升黃豆蛋白的營養價值。

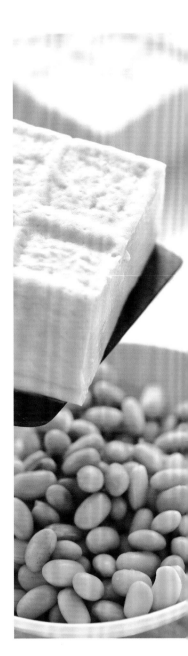

黃豆加工後的各種豆製品，不僅蛋白質含量高，也含有許多人體不能合成又必須的胺基酸，且豆腐的蛋白質消化率高達95％，所以黃豆類食物可說是很理想的補益食療之品。黃豆及豆腐、豆漿等豆製品，近幾年已成為風靡世界的健康食品。豆腐含有高單位的優良蛋白質、少量的澱粉、一部分油脂，而且大多為不飽和脂肪酸，同時還有大量的大豆異黃酮，好處實在說不完。

真正歸納起來，我認為黃豆相關食品，是改善體質一把罩的抗癌好幫手，是女性朋友美肌抗老的天然補品，也是戰勝經前或更年期症狀的利器，是預防骨質疏鬆讓骨質密度up up的食物，更是瘦身族最愛的聖品。

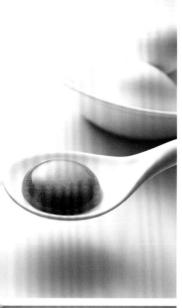

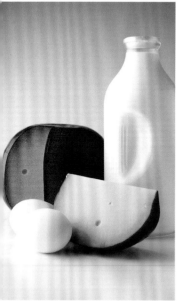

解讀黃豆的健康密碼

　　大家都知道，蛋白質可以說是人體的「建築材料」，蛋白質和其水解後的胺基酸、胺基酸衍生物，都是人體重要的營養物質，現代營養學早已肯定所有的酵素——生命物質中的激活劑和「發動機」，都是蛋白質，同時，影響人體正常生理功能的微量元素，也屬於蛋白質的範疇。所以說，蛋白質是生命的基礎，實不為過。細胞的主要原料就是蛋白質，人體的皮膚、肌肉、毛髮、指甲等都少不了蛋白質，人體缺乏蛋白質，會使皮膚粗糙、沒有彈性、皺紋增多、毛髮脫落、白髮增多，也會產生多種皮膚病，甚至會影響生長發育、妨礙體型健美，也可能發生營養不良性水腫。

　　就營養的角度來看，各式各樣的豆腐對亞洲人來說，就好像是乳製品、雞蛋和肉類之於西方人一樣重要。因為豆腐的原料——黃豆，是優質蛋白質的主要來源之一。

　　蛋白質的好壞主要決定於兩個因素：一是食物裡面蛋白質的數量，二是蛋白質的質量。數量是以其總重量的百分比來計算，一般來說，植物比肉類含有更高的蛋白質百分比，而且凍豆腐和豆皮是所有天然食品中含蛋白質比例最高的，排名前五大的蛋白質來源食品也全都是黃豆類製品。

表一：蛋白質的重量百分比

食物名稱	蛋白質的重量百分比
凍豆腐	53
（乾）豆皮	52
脫脂黃豆粉	51
天然黃豆粉	40
原粒黃豆	35
起司	30
魚肉	22
雞肉	21
牛肉	20
白乾酪	20
油豆腐泡	19
日式豆腐餅	15
全麥麵粉	13
漢堡肉	13
蛋	13
中式豆腐	11
油豆腐塊	10
豆腐	8
糙米	6
全脂牛奶	3

　　所謂蛋白質的質量，是指食物中所含蛋白質被人體吸收利用的百分比，一般都用NPU（蛋白質淨利用率）、生物價或胺基酸分數來表示。許多人都認為動物性蛋白質比植物性蛋白質好，其實這是一個誤解，兩者並沒有不同，只是NPU的程度有別，NPU愈高，人體就愈能完整的利用食物中所含有的蛋白質。雖然某些動物性食物的NPU確實比較高，但是有些植物性食物也有相當高的NPU，其中就包含豆腐。

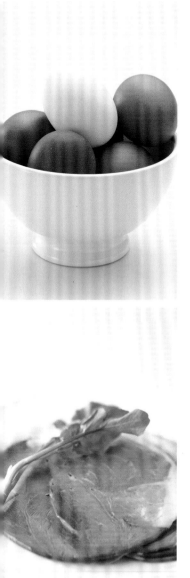

表二：蛋白質淨利用率（NPU）

動物性蛋白		植物性蛋白	
食物	NPU	食物	NPU
蛋	94	糙米	70
魚肉	80	小麥胚芽	67
白乾酪	75	燕麥	66
起司	70	豆腐	65
牛肉和漢堡肉	67	黃豆和黃豆粉	61
雞肉	65	花生	43

（資料來源：一座小行星的新飲食方式）

　　從人體的需要來看，豆腐中的蛋白質和雞肉中所含的蛋白質是一樣的，而且豆腐的NPU在所有植物性食物中排名第四，而且是所有黃豆製品和蛋白質含量豐富的豆莢科植物中最高的。且黃豆被視為含有完全蛋白質的的豆莢科植物，所謂的完全蛋白質含有人類所需要的八種必需胺基酸，另外，豆腐中的胺基酸和很多動物蛋白非常類似。如果把這兩組數據組合起來，就可以比較出各種蛋白質來源的真正價值。讓我們來算算看，一般豆腐含有7.8％的蛋白質，其中65％可以被人體吸收掉，換算起來，一份230公克的豆腐就可以提供11.7公克的蛋白質可被利用，這已經相當於一個成年男子一天所需蛋白質43公克的27％了。雖然相同分量的蛋白質，也可以從97.5公克牛排或165公克的漢堡肉中得到，但花費的錢可就差多了！

黃豆的四大營養功臣

許多生化醫學研究指出，黃豆成分中高含量的甘胺酸（Glycine）、精胺酸（Arginine）、ω-3、ω-6系多元不飽和脂肪酸（α-亞麻油酸、次亞麻油酸）、大豆纖維、卵磷脂、大豆皂素、大豆固醇、異黃酮素，對人體健康而言，確實有非常大的助益。另外，黃豆還含有其他營養素如鈣、鐵、鋅、維他命B群及大量的膳食纖維，在人體內部參與調節生理的功能。

歸納起來，我認為黃豆含有對人體健康有益的四大營養功臣：大豆蛋白質、不飽和脂肪酸、大豆異黃酮素、皂苷。以下針對此四大功臣說明其對健康的貢獻：

大豆蛋白質

修復與再生細胞、調節膽固醇

蛋白質對人體的功能，我想大家從前面的敘述中都瞭解了，黃豆是優質蛋白質來源，所以經常食用黃豆及豆製品等高蛋白食物，就能營養皮膚、肌肉及毛髮，變得光亮動人、青春不老。

黃豆的蛋白質含有大部分人體所需要的「必需胺基酸」，儘管缺乏了一種甲硫胺酸，但還是很符合人體需求。一些實驗結果顯示，黃豆的「蛋白質效率」——消化程度與胺基酸的型態——與牛奶、肉類相近。同時，如果每天與每餐和穀類、核果類、種子等食物搭配一起吃，可以達到互補作用，更提升蛋白質的質與量的效

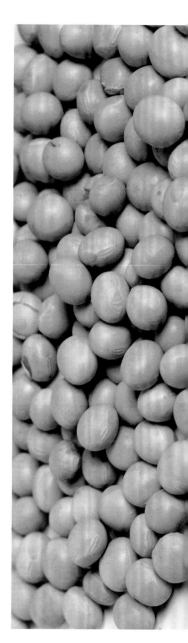

果。一般人以體重每公斤攝取0.8公克的蛋白質，便足夠身體的需要。因此，想要攝取足夠的蛋白質，是很容易辦到的事情。除非是情況特殊如發育中的孩童或孕婦等，否則沒有必要採取高蛋白質的飲食，而且過量蛋白質其實也不利於健康。

黃豆蛋白質還可以幫助調節膽固醇的良好功效，也能幫助代謝掉攝取過量的膽固醇，其他更有促進脂肪燃燒，改善肥胖問題等效果。也因為豆漿中還可以攝取大量豆類的植物性蛋白質，所以足以改善現代人動物性蛋白質攝取過量的狀況。從健康角度來看，動物性蛋白質被視為是造成肥胖的重要原因之一，一般建議動物性和植物性的蛋白質最好是等量攝取，但是現代人的飲食習慣，容易導致兩者不平衡，而豆漿可以說是生活中最容易取得植物性蛋白質的方法了。

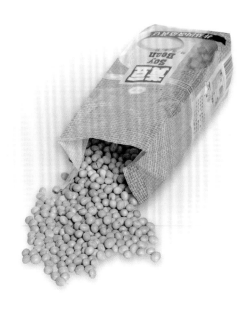

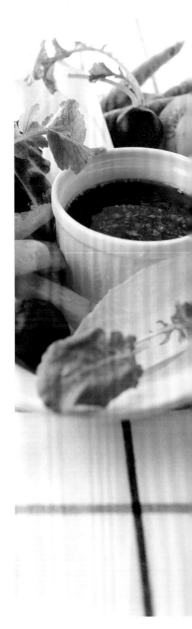

不飽和脂肪酸

調節膽固醇和總熱量、降低心血管疾病發生

　　動物性食物含有大量的飽和脂肪酸及少量不飽和脂肪酸，但大部分植物性食物卻相反。以黃豆為例，約50%的脂肪為亞麻油酸，屬於不飽和脂肪酸，是人體所需的營養成分，而不像飽和脂肪酸會讓人體內的膽固醇升高，因此就有助於降低心血管疾病的發生。另外，黃豆所含的亞麻油酸中，ω-3脂肪酸佔了約8%，這種脂肪酸主要出現在魚類，可減低心臟病的罹患率，也有助於嬰兒腦部的發展，雖然黃豆由所含的脂肪酸和魚油的脂肪酸不盡相同，但進入人體後，黃豆脂肪可以轉換成魚油脂肪類。要小心的是，如果經過烘烤或加工過，75%以上的ω-3脂肪酸會流失，而且黃豆油經過氧化後，會轉變成反式脂肪酸，也會增加飽和脂肪酸的形成，對人體健康反而不利。

大豆異黃酮

緩解更年期症狀、預防癌症及骨質疏鬆

　　除了已知的營養素之外，科學家們在植物性來源的食物中，發現了千百種不同的植物性化合物，雖然它們不是營養素，在人體內卻扮演重要的角色。黃豆食物中已經確認含有十五種植物性化合物的異黃酮素，它們有植物性雌激素、抗氧化劑及蛋白質抑制劑的功能。這些異黃酮素不僅可以防癌，也能降低血中膽固醇、防止人體骨骼中鈣質流失的作用。

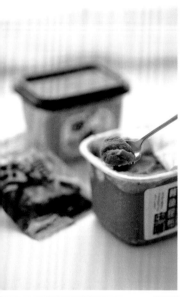

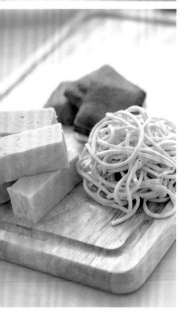

　　大豆異黃酮其含量約為大豆的0.2～0.4％，尤其在胚軸（Hypocoty1）的含量最高，可達2.4％。通常大豆及黑豆等豆科類含有豐富的異黃酮類，但菜豆（Kidney bean）則不含。大豆所擁有的十五種結構不同之異黃酮（如Genistein, Daidzein, Glycitein等），以染料木黃酮Genistein為主。其作用（生理機能）類似女性動情激素（Estrogen）而另稱為植物動情激素（Phytoestrogen）。女性動情激素（Estrogen）是維持女性正常生理機能的重要激素，但含量如過高則易引起乳癌以及其他激素相關癌症的危險。因此，異黃酮的抗動情激素（Antiestrogen）發揮了作用而對女性具有抗癌的效應。

　　據美國癌症學會（National Cancer Institute），大豆異黃酮具有與Tamoxifen（抗癌藥劑）類似的抗癌作用，而根據統計，食者或亞洲人的罹患乳癌率較低，被認為與其常攝食大豆產品（含有異黃酮，如附表）有關，同時某些攝食大豆產品的歐美女性（通常歐美人甚少攝取大豆食物），其乳癌罹患率亦顯然偏低。另外，攝食大豆產品亦會降低前列腺癌（攝護腺癌，Prostate cancer）的罹患率，均獲得求證。

　　大豆異黃酮的抗Estrogen效應確實使人興奮，但除了乳癌以外，對於其他癌症亦有效果。大豆所含的染料木黃酮Genistein，是抗癌的有效武器，已有200篇以上的研究報導，例如乳癌、結腸癌、肺癌、前列腺癌、皮膚癌以及白血病等的預防。

通常腫瘤會產生酵素（Enzyme）以促進形成癌細胞，例如酥胺酸酵素，是促進癌細胞的關鍵因素。染料木黃酮Genistein是強有力的酥胺酸酵素抑制物質，同時又可抑制其他致癌酵素。它不但可抑制細胞的成長，又可轉換癌細胞為正常的細胞。據Fotsis氏等(Proc. Natl. Acad. Sci., U.S.A. 1993)，染料木黃酮Genistein可抑制血管腫症，不但可預防腫瘤，亦可治療腫瘤。總而言之，染料木黃酮Genistein是絕佳的抗氧化劑及抗癌劑，可防止正常細胞被氧化破壞導致癌症。最棒的是，你可以不必去買這種藥劑，只要攝食大豆即可。

表一　市售大豆食品的大豆異黃酮含量(μg/g)

食品	含量
食用大豆粉	2589
納豆	1273
水煮黃豆	637
豆奶	357
豆腐	509
油豆腐	695
味噌	373
醬油	16

（資料來源：食品與開發，日本）

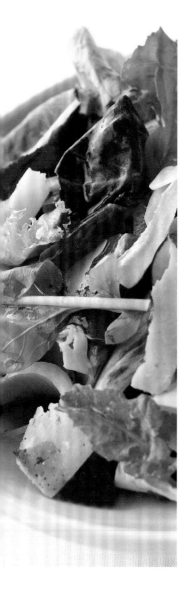

由於黃豆中的異黃酮素，結構與人類的女性荷爾蒙中的動情激素相近，對於女性在更年期後因為女性荷爾蒙驟降現象所造成的骨質流失、熱潮紅、盜汗、心悸、皮膚乾燥、情緒低落、容易疲勞等更年期症狀有緩解作用，對於月經不順或者生理痛的婦科疾病，也有緩解效果。由於東方人的飲食中多攝取黃豆蛋白及植物性雌激素，與西方人相較之下，熱潮紅的症狀就減少很多。也有研究發現，日本婦女在尿中所排泄的雌激素比歐美婦女多一百到一千倍。

根據統計罹患骨質疏鬆症的人多為停經後的婦女，這是由於鈣質攝取不足、老化及女性荷爾蒙缺乏的影響，除了喝牛奶，或吃奶製品、小魚乾等富含鈣質的食物外，有許多植物性食物也含有豐富的鈣質且比奶製品更易被人體吸收，如深綠色蔬菜、髮菜、芝麻、豆類，還有豆腐。如果我們有均衡的飲食，要達到每天鈣質的建議攝取量800～1000毫克並不會很困難，重點就是現代人大多飲食不均衡。

骨質疏鬆症發生比例最高的國家為美國、瑞典、芬蘭、英國等。他們的飲食特色就是同時消費大量奶類及動物性肉類。但以肉類為主的飲食，會引響鈣質的吸收及使用率，反而對骨骼產生不良的影響。另有研究發現，素食者的骨質疏鬆症罹患率確實比較低。國外也有研究顯示，多吃黃豆的婦女，她們腰椎骨的礦物質及骨質密度會明顯增加，推測可能與黃豆中的Genestein可抑制硬骨細胞的活性有關。

皂苷

抗氧化

　　皂苷又稱為配醣體，可以抑制活性氧，有防止抗氧化的作用。對人體來說，如果囤積過多的活性氧化物，容易造成身體氧化、皮膚老化、皺紋、體質酸化等負面影響。皂苷除了有助於消除身體中過多的活性氧化物之外，也能同時保有體內抗氧化物，可說是很天然的美容保養成分。

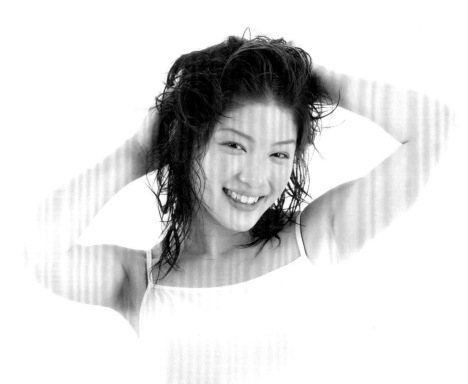

解讀黃豆的瘦身密碼

　　肥胖不是一種現象，而是一種現代文明病，所以瘦身是現代人必要的養生課題！從食衣住行各方面，總是有人不斷地在尋找最自然最健康的瘦身方法。

　　關心肥胖問題的人，除了體重之外，一定要知道BMI值和體脂肪率。BMI值就是「體重（公斤）除以身高的平方（公尺）」所得到的數值，依據行政院衛生署的定義，數值超過24就算過重，如果超過27就是肥胖。但有的人BMI值符合標準，但實際測量體脂肪時，脂肪比率卻高得嚇人。所以真正的肥胖，並非一定是體重過重或者BMI過高，而是指體脂肪的過重。

　　體脂肪分為兩種，一種是皮下脂肪存在皮膚之下；另一種是內臟脂肪，分布在內臟周圍，皮下脂肪對身體的影響較小，真正有危害的是內臟脂肪，內臟脂肪一旦過量，就會引起內在病變帶來許多慢性疾病。以台灣人來看，男性標準體脂肪含量為15～18％，女性則為23～25％，如果超過標準值，就比較容易罹患新陳代謝症候群，尤其是中廣型身材，其腰圍的白色脂肪對健康的影響較大，所以近年衛生署也在呼籲：男生腰圍不要超過90公分，女生不要超過80公分。

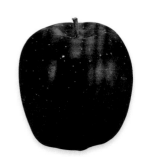

　　我自己也是需要不斷瘦身的一族，因為我愛吃又
很能吃、又是易胖體質，但身為女人，我當然跟所有女
人都一樣想維持苗條的身材！所以我以自己的中醫底
子，不斷地鑽研各種可以瘦身的方法，從食療、茶飲、
針灸等等，而且一定會自己先體驗！

　　中醫自古有「藥食同源」的觀念，意思是指「藥
物」與「食物」均屬於自然的一部分。《素問‧藏氣法
時論》也提到：「五穀為養，五果為助，五畜為益，五
菜為充，氣味合而服之，以補精益氣。」黃豆是東方人
的日常飲食，當然也就是最好的養生聖品，更重要的
是，黃豆大多數是蛋白質，熱量又低，其所含的飽和脂
肪中完全不含膽固醇，真的可說是一口黃豆、一口健
康、一口瘦！

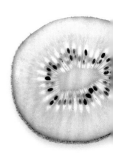

黃豆五大瘦身功效

　　黃豆對於瘦身來說，我歸納起來有五大
功效：

1.皂苷可刺激中樞神經傳達飽足感
　　黃豆中的皂苷成分會刺激抑制食慾的中樞
神經，讓人產生飽足感，避免暴飲暴食。只要在餐
前喝一杯豆漿，還是可以照樣吃自己喜歡的食物，因為
有飽足感，自然而然就會減少飲食的分量。

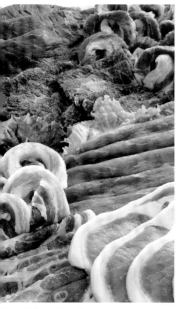

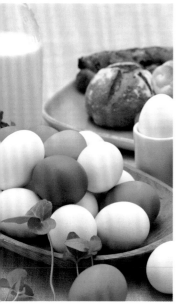

2.皂苷能幫助調節膽固醇值

體內的膽固醇值需要平衡，皂苷可以有效幫助排除每日飲食不知不覺中攝取過多的膽固醇，降低血液中膽固醇含量。同時，皂苷也有助於抑制膽汁被再次吸收。兩項功效都幫助人體調節過多不需要的物質，尤其是多餘的脂肪。

3.精胺酸（Arginine）有助於燃燒脂肪

豆漿中含有精胺酸，對幫助脂肪燃燒有相當好的效果，而且還能加強肌力，對想要增加肌肉量而不想增加脂肪的男女來說，是不可多得的好成分。

4.輕鬆攝取吸收植物性蛋白質

導致肥胖的原因之一，是動物性蛋白質攝取過量，所以一般建議蛋白質的攝取最好兼顧動物性與植物性，但現代人的飲食，往往很容易偏向動物性蛋白質，藉由日常多飲豆漿，不僅可以增加植物性蛋白質，也可以讓體內蛋白質達到均衡。

5.不飽和脂肪酸可減少膽固醇

黃豆大約含有2%脂肪，成分是不飽和脂肪酸、亞油酸、亞麻油酸等必需胺基酸，卻不含膽固醇，這些人體必需胺基酸可以幫助減少因為攝取過多動物性脂肪而附著於血管上的膽固醇，因而達到瘦身效果。

想瘦身，每天1杯豆漿

　　無糖豆漿其實就是最好的黃豆瘦身食品。

　　從開始飲用到吸收消化，豆漿中所含的營養成分都不斷地在幫助燃燒脂肪：

階段1：食用

　　豆漿的主要成分蛋白質，是高熱效應的營養成分，也就是說人體在轉化它的過程中需要燃燒許多熱量，因此食用它就等於在消耗能量。

階段2：消化

　　大豆蛋白質和在小腸內進行消化吸收脂質的膽汁酸結合。因為膽汁酸會被排出體外，所以能減少脂質的吸收。

階段3：吸收

　　含有類似雌激素作用的大豆異黃酮（Isoflavone），所以能調節荷爾蒙分泌，防止體脂肪堆積體內。

階段4：到達脂肪細胞

　　大豆配醣體會抑制胰島素分泌。血糖不會囤積在體脂肪中，在肌肉和肝臟就被充分消化了。

階段5：燃燒體脂肪

　　豆漿中的維他命B群有助體脂肪燃燒，分解體脂肪的維他命B_2和肌肉生成所需的維他命B_6發揮作用。

　　不過，我要特別提醒，想以豆漿瘦身，一定要注意飲用方式。由於豆漿所含的有效成分在消化吸收的過程中，可以抑制碳水化合物和脂質的吸收，所以能幫助瘦身，因此在用餐時攝取最能達到瘦身效果。

　　在我的瘦身門診中，體脂肪過高的患者，我通常會建議他在每天晚餐前，來一杯250c.c.的無糖豆漿，除了可以攝取到優質蛋白質，有飽足感之外，也能減少熱量攝取。另外，如果選擇在餐前飲用，再搭配有飽食感的高纖食材，還可以防止過度飲食。還有，能讓身體確實將豆漿所含的有效成分完全吸收，也是關鍵點。大豆蛋白質和大豆配醣體等有效成分，如果沒有被身體吸收，瘦身效果就會減低。因此，要一小口、一小口慢慢地飲用才好。將豆漿用在料理中，慢慢吃也具瘦身效果。

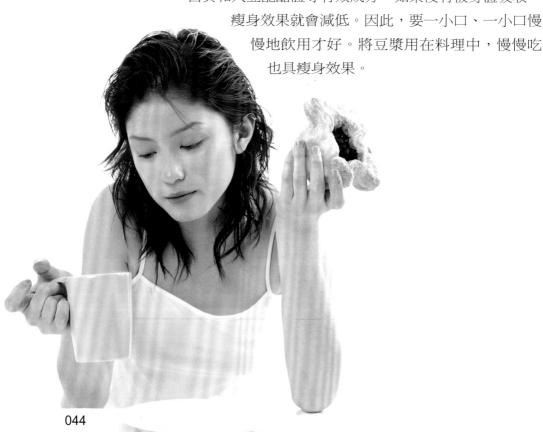

豆漿瘦身成功四大法則

餐前或用餐中飲用

豆漿在消化吸收的過程中,不斷地發揮瘦身效果,所以用餐中飲用更佳。

如果想利用豆漿的飽食感來防止飲食過量,也可在餐前喝。每天飲用的最好時機,是肌肉活動量大的上午到傍晚。活動量小的夜間,因為容易囤積體脂肪,所以應盡量避免。

瘦下來後1個月觀察狀況

豆漿所帶來的各種令人喜悅的效果中,最早出現的就是便秘的改善,快的人在隔天就會見效呢!不過,關鍵的瘦身效果出現時間平均是在1～2個月後到半年之間。瘦身效果出現的時間因人而異,總而言之不要操之過急,應該等待一段時間再觀察狀況。

每天飲用1～2杯,也可入菜

如果想要達到瘦身效果,建議每天飲用1～2杯。此外因為豆漿在消化吸收的過程中,都會抑制脂質和醣類的吸收,所以和其他的食材一起烹調也是不錯的點子。不過,還是要提醒你:豆漿並不是完全沒有熱量,還是要注意不要攝取過量。

搭配食物纖維豐富的食材

如果覺得光喝無糖豆漿味道有點單調,可以試著加入可可或黃豆粉、水果攪拌後飲用,這不只是將豆漿調成順口易飲,這些額外的食物纖維也有助於提升瘦身的效果!如果不計較口感,那麼在豆漿製作過程中,保留豆渣纖維不要過濾出來,並且和可可或黃豆粉等含有豐富食物纖維的食材一起搭配使用的話,更能提高飽食感,也就不容易覺得餓啦!

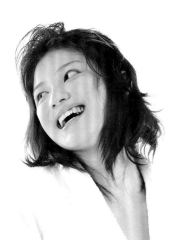

雖然瘦身的方法有很多，不過豆漿瘦身卻比其他瘦身方式有著更健康、更漂亮的優點，因為豆漿可以：

1.使血液清澈，代謝正常

豆漿中含有可以降低、排出膽固醇的大豆蛋白質和大豆卵磷質，所以可以使血液清澈，維持良好的代謝狀態。而身體的代謝越好，越不容易發胖。

2.具洗淨作用，使腸道順暢

大豆配醣體使腸壁表面光滑、排便順暢。此外，大豆寡糖不被胃吸收，會直送到大腸，幫助比菲德氏菌活化腸道。

3.富含維他命，讓妳瘦得漂亮

大豆中的維他命B_2有助於維持皮膚和頭髮的健康，維他命E促進新陳代謝，可以讓妳保持水噹噹！

4.具高熱效應，能升高體溫

血液循環不良和肌肉不足，都會造成低體溫、低代謝。豆漿中所含的蛋白質，是高熱效應、暖身的營養素，可以提升體溫、促進代謝，減少脂肪堆積。

善用黃豆食物瘦身

除了無糖豆漿之外，豆腐和豆干基本上都是黃豆加上水，熱量沒增加多少，成分還是相同，吃了都可以讓瘦身者有飽足感，所以在減肥食譜中，同樣不可或缺。有人會質疑多吃黃豆，是否會有尿酸過高，但是目前最新的英國的研究顯示，並不會影響。

以黃豆來瘦身，基本上就像是蛋白質瘦身法，比起純吃肉的瘦身法會造成酮酸中毒，黃豆瘦身法則少了這一層顧慮。但是完全都只攝取蛋白質也有危險，所以我建議以黃豆類食物加上其他熱量少的食材，做為瘦身食譜，才能兼顧營養均衡。到我門診來的瘦身患者，如果身體狀況許可，我會建議他們的三餐配置：

早餐	中餐	晚餐
醬油膏＋蔥花＋香椿末＋柴魚屑，淋在12公分見方的豆腐上。	五～六個豆干、雞爪十隻、青花菜一棵。	豆漿或豆花一大碗。

　　食用規則：每個月當中連續吃一週，或是一週當中吃三到四天。

　　平常，我自己的早餐，就算不是在減重期間，我也會以豆漿作搭配，維持好身材，例如紅景天＋豆漿＋蘋果＋火龍果或者鹹豆漿＋水煎包或者飯糰＋無糖豆漿。

　　我想，大多數人也跟我一樣，很難拒絕美食的誘惑，這時候我會建議「即使不健康也要有健康的撇步」。例如我愛吃火鍋，我覺得豆漿鍋是最好的涮涮鍋，沒有豆漿鍋，湯頭我就一定選味噌口味。總之，把握「黃豆原則」，盡量每一餐都吃到或喝到黃豆製品，就能瘦身也能兼顧健康與美味！

解讀黃豆的美容密碼

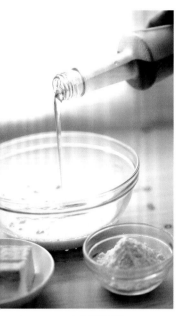

▲自製面膜。

　　你知道嗎？全球很多五星級飯店的早餐Buffet飲料台上，除了全脂、脫脂牛奶之外，現在還有一大瓶豆漿。對習慣黃豆食物的亞洲人來說，可能不覺得有多稀奇，但是在這愈來愈重視養生科學的時代，西方人現在可是對豆漿趨之若鶩，愛得要命！

　　這是因為，除了有益健康、有效瘦身之外，黃豆相關食物更是女性肌膚養護聖品。

讓肌膚更粉嫩，更水漾

　　現在科學分析已經證明，豆腐的營養價值不亞於牛奶，豆腐中所含的大豆蛋白和異黃酮，以及多種礦物質都對皮膚有好處，這些營養成分如果敷在臉上，能夠被皮膚「吃」掉，也就是說，這樣做能夠滋潤皮膚令其變得細緻。我們的老祖宗很早就知道這個奧秘：只要把豆腐弄碎裝在薄的紗布袋裡，洗臉之後搓揉臉部；或者把弄碎的豆腐加一些無糖豆漿、麵粉和蜂蜜，敷在臉上約20分鐘，然後洗淨，都可以達到嫩膚的效果。

　　除了用豆腐敷臉之外，喝豆漿也是愛美女性一定要養成的習慣！因為喝豆漿有助於提高肌膚的含水量，也能改善痘痘膚質。

隨著年紀增加，人們的皮膚會開始漸漸變薄，失去彈性，並且產生皺紋。造成皮膚這樣的變化，是因為肌膚中的膠原蛋白和彈性蛋白減少所致。已經有許多研究報告指出，停經後的女性如果接受荷爾蒙補充療法可以維持皮膚中膠原蛋白及彈性蛋白的含量，能減少皺紋深度，並增加皮膚彈性及含水量。其中，黃豆所含的異黃酮素就具備微弱女性荷爾蒙的效果，是理想的天然植物性荷爾蒙，當然會讓皮膚更有彈性，也更水嫩！

　　同樣地，很多女性都有痘痘危機，有部分也是荷爾蒙失調惹的禍。女性體內的雌激素可說是女性散發魅力的源頭，它在月經過後開始大量分泌，除了促使子宮內膜增厚為懷孕做準備之外，也可以讓皮膚血液循環與新陳代謝變好、毛孔細緻、膚觸柔細，還能抑制油脂過度分泌，如果分泌不平衡，皮膚角質層會變得肥厚、粗糙，油脂分泌過多就會長痘痘。所以，喝豆漿就等於補充類雌激素異黃酮素，有助於女性朋友跟痘痘說掰掰！

可以美白，也可以抗老化

　　俗話說：「一白遮三醜」，從古至今，東方女人對於美白可是卯足了勁，花最多時間，也下足最大的功夫。黃豆中的異黃酮素除了嫩膚，也能抑制酪胺酸蛋白酵素，這酵素是人體內黑色素生成的必需品，所以只要能抑制它，黑色素沒有機會產生、沉澱，就不會有黑斑。

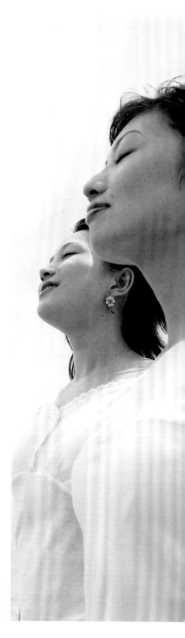

　　除了肌膚要白晰，老化的問題也是女人最在意的。我們都知道氧氣是人類賴以生存的重要元素，然而由於環境污染嚴重，菸、酒、汽機車廢氣、環境污染物、臭氧、紫外線等，會導致人體產生自由基，進而傷害人體細胞或降低其免疫力，人會因此容易致癌或老化。這時候又是豆漿中的異黃酮素有用了，因為它是一種相當好的抗氧化劑，剛好可以對抗自由基，所以喝豆漿可以抑制或減緩身體器官老化。

　　當然，要補充足夠的異黃酮素，除了喝豆漿，吃其他黃豆製成的食物如豆腐、豆皮、豆干等也同樣有效。有很多病人也會問我：「什麼時候開始喝豆漿最有幫助？」大部分的研究報告指出，如果女人在青春期前就開始食用含有黃豆的食品，對身體的幫助比較大，也能降低癌症發生的風險性。

　　不過，我還是要強調，越早開始喝當然越好。但豆漿好吸收好消化，無論什麼年齡層都適合，所以何時開始食用都不嫌晚，因為黃豆時時刻刻都可以發揮它驚人的營養功效。

中醫的黃豆美容法

雖然現在流行西方的醫學美容或微整型,但中醫美白可傳承幾千年了!以前楊貴妃、慈禧太后瘋美白,可都是靠中藥祕方。我在門診時,常有人向我反應,因為她們為美白不知道投資多少瓶瓶罐罐了,卻還是敵不過暗沉、蠟黃的氣色!這時候就該反思生活型態是不是不夠健康,試著轉向五臟、六腑、精氣的調理吧。

不同於西醫講求快速、直接淡化黑色素,中醫更講求調氣、排毒,追求由內而外的整體平衡。所謂中醫美白,膚質的透明、亮澤度,比色號深淺更重要。其中,肝、脾、腎就是三個調理重點。

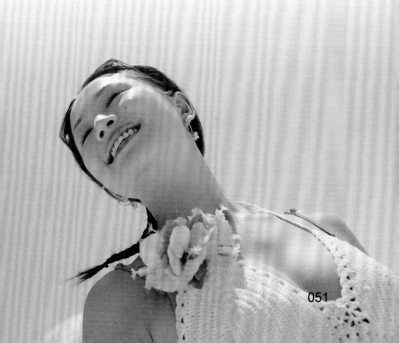

教大家一套既美味又方便的「時辰經絡美白法」，根據早午晚的經絡走向，各料理一道簡單的美白輕食，幫助妳「補氣排毒」，顧好身體內部，完成肝、脾、腎的調養。

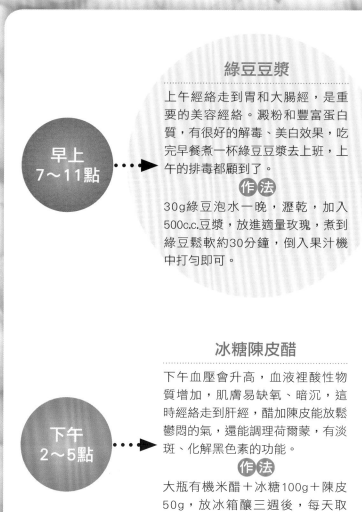

綠豆豆漿

早上 7～11點

上午經絡走到胃和大腸經，是重要的美容經絡。澱粉和豐富蛋白質，有很好的解毒、美白效果，吃完早餐煮一杯綠豆豆漿去上班，上午的排毒都顧到了。

作法

30g綠豆泡水一晚，瀝乾，加入500c.c.豆漿，放進適量玫瑰，煮到綠豆鬆軟約30分鐘，倒入果汁機中打勻即可。

冰糖陳皮醋

下午 2～5點

下午血壓會升高，血液裡酸性物質增加，肌膚易缺氧、暗沉，這時經絡走到肝經，醋加陳皮能放鬆鬱悶的氣，還能調理荷爾蒙，有淡斑、化解黑色素的功能。

作法

大瓶有機米醋＋冰糖100g＋陳皮50g，放冰箱釀三週後，每天取20c.c.以開水稀釋6倍後喝。

杏仁白木耳

晚上
7〜9點 ……▶

晚飯之後要解三焦經及煩躁之
火，杏仁是很溫潤的良藥，它還能
安定夜間的肌膚細胞，加上白木
耳，可以補充膠原蛋白，飯後當點
心很清淡。

白木耳20g＋杏仁粉40g＋水500
c.c.，不用加糖以沸水煮兩分鐘就
能吃。

豆腐面膜

晚上
9〜11點 ……▶

為免疫系統（淋巴）排毒時間，這
時候可以敷些促進皮膚表皮舒緩和
消炎的天然面膜。

1.早上買來的新鮮豆腐，放在濾網
上，下置一容器，置於冰箱濾取豆
腐流出來的豆腐水備用。（冷藏可
保存一天）
2.取豆腐水加入一些麵粉和蜂蜜，
敷在臉上，20分鐘後洗掉，就能
達到嫩膚、消炎、舒緩安眠的效
果。

豆漿浴讓肌膚更細緻

　　我觀察過在長年作豆腐的堂哥堂嫂，雖然他們工作很操勞，年紀也大了，肌膚卻非常好，尤其是手部，我就想除了喝豆漿、吃豆腐豆干之外，他們的雙手碰豆漿，摸豆腐渣，所以才會一點皺紋都沒有。所以，如果願意花點成本買多點豆漿或者自己作大量豆漿的話，洗洗豆漿浴，會讓肌膚年齡立刻減少五歲！

　　想要洗個美美的豆漿浴，是有步驟的：

1 首先，入浴前一定要先用溫水，洗淨身體的汗水和污垢，否則被污垢阻塞的毛孔會影響到豆漿中有益成分的吸收。

2 浴缸中先放入適溫的水，然後倒入約1000c.c.的無糖豆漿，將其攪拌均勻。如果再加上自己喜歡的精油，除了享受豆漿的滋潤效果外，還能順便消除疲勞！

3 水溫最好維持在攝氏37～39度之間，這是讓身體最舒服的溫度。將身體浸泡在這豆漿水中，肌膚的毛孔會因為溫度而張開，就很容易吸收豆漿中有效的美容成分。

4 泡過豆漿浴之後，最好再使用乾淨的溫水快速淋浴一次，洗淨肌膚再擦乾。沐浴後你就會發現肌膚恢復到嬰兒般的膚觸。

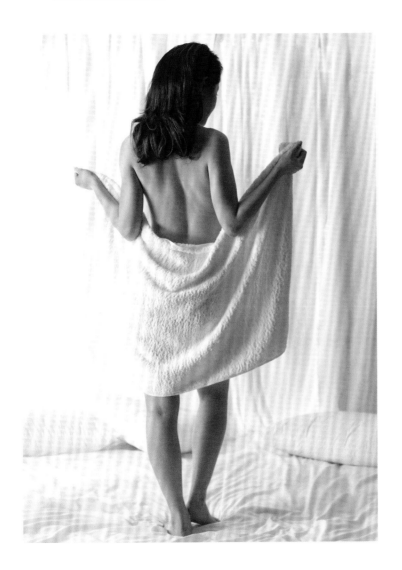

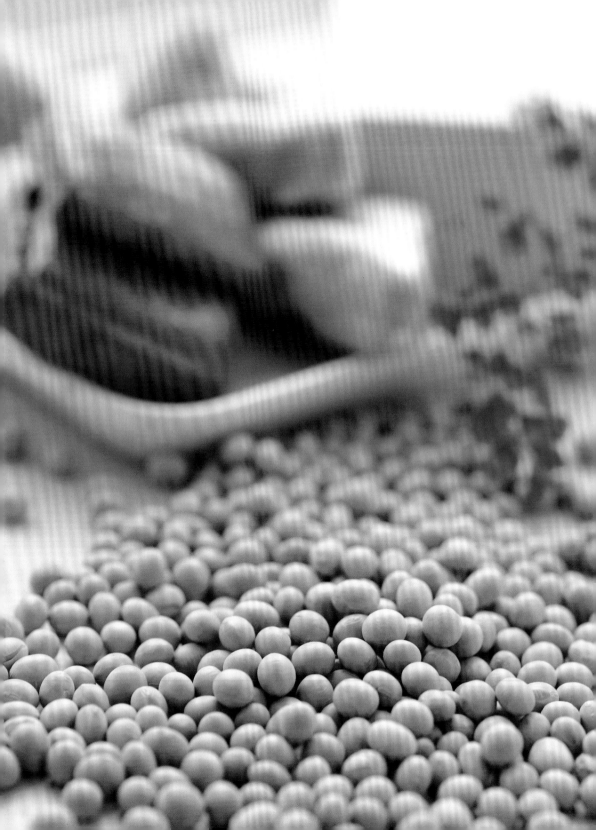

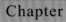

黃豆家族大集合

黃豆製品總類繁多，不同的製造加工過程，為
黃豆額外增添了多種營養成分，並且讓口感及
口味更多元化。熟悉黃豆的東方民族，最善於
利用黃豆及黃豆的天然加工品，研發出許多美
味又營養的「豆料理」，在養生的大前提下，
還能兼顧口腹之欲。

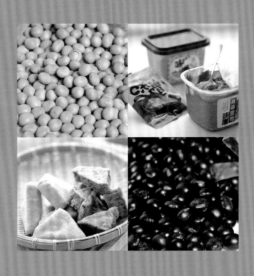

風靡全球的豆漿

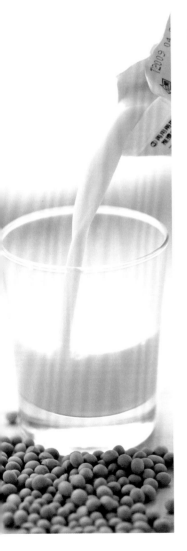

健康是21世紀的生活主題，現代人十分崇尚綠色食品。今天，幾乎在所有的城市，都掀起了一股豆漿飲食風行熱潮；傳統市場、早餐店、超市貨架等，隨處可見豆漿的身影，成為眾多家庭的早餐必備飲品。

在西方國家，豆漿賣得比牛奶還貴，豆漿的魅力並不遜色於任何一種時髦飲品……。

你喝過剛剛磨出來的豆漿嗎？身為豆腐店子孫的我當然喝過。現磨不加糖的豆漿，喝起來有濃濃的黃豆味，入喉之後還會回甘，真的很好喝！

相傳豆漿是西漢淮南王劉安發明的。劉安是當時很出名的孝子，在母親患病期間，每天都用泡好的黃豆磨豆漿給母親喝，劉母的病很快就好了，從此豆漿就漸漸在民間流行開來。

其實，在豆腐店中，豆漿是所有類型豆腐的原料。換句話說，要以黃豆當作食物來使用，製成豆漿比豆腐更好更方便，所需要的時間也只要做豆腐時間的一半。豆漿算是一種比較簡單的食品，因為在製造過程中，不需要加入任何凝固劑，所以可以保留黃豆完整的微甜味。

常喝豆漿保健康

　　豆漿是我們家的日常飲品，小時候只覺得很家常，後來自己進入中醫領域，才發現豆漿真的是健康瑰寶！中醫典籍中提及豆漿的很多。《本草綱目》記載：「豆漿——利水下氣，制諸風熱，解諸毒」。《延年秘錄》上也記載豆漿「長肌膚，益顏色，填骨髓，加氣力，補虛能食。」簡單來說，中醫理論認為，豆漿性平味甘，滋陰潤燥，秋冬一碗熱豆漿，驅寒暖胃保健康，常飲豆漿，對身體大有裨益。

　　從營養的角度來看，豆漿中含有大豆皂苷、異黃酮、大豆低聚糖等具有顯著保健功能的特殊保健因子。常飲豆漿可維持正常的營養平衡，全面調節內分泌系統，降低血壓、血脂，減輕心血管負擔，增加心臟活力，促進血液循環，保護心血管，並有平補肝腎、抗癌、增強免疫等功效，所以有彼岸的科學家還把豆漿稱為「心血管保健液」。

　　不過，從我的中醫美容和婦科臨床經驗來看，我覺得豆漿真是女性的養顏聖品。我們都知道，女性青春的流逝與雌激素的減少密切相關。現代營養研究認為，鮮豆漿中的植物雌激素、大豆蛋白、異黃酮、卵磷脂等物質，對某些癌症如乳腺癌、子宮癌有一定的預防作用，是一味天然的雌激素補充劑。同時，豆漿還含有一種牛奶所沒有的植物雌激素「黃豆苷原」，有調節女性內分泌系統的功能。每天喝上450～600c.c.的鮮豆漿，可明顯改善女性心態和身體素質，延緩皮膚衰老，達到養顏美容之目的。

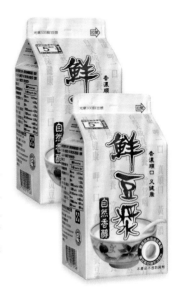

059

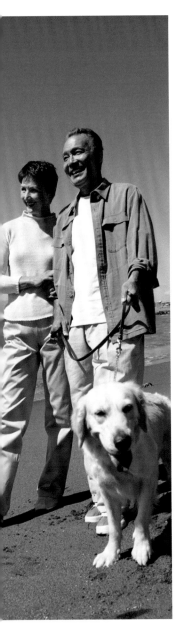

　　我也很推薦糖尿病患者喝豆漿。糖尿病大多是由於不良飲食習所致，長期積累下來影響到鎂、磷、銅、鋅、鉻、鈷、鍺等元素的吸收，最終導致糖尿病的發生。最近國外有學者研究證實，豆品飲料具有降血糖作用，豆漿是糖尿病患者極其寶貴的食物，因為糖尿病患者攝取大豆富含水溶性纖維的食物，均有助於控制血糖。

　　另外，秋冬季節天氣乾燥寒冷，人們容易出現咽喉乾燥、嘴唇乾裂及風熱感冒、氣管炎、胃、肺脾不適等病症，特別是中老年人由於自身調節能力下降，更容易出現秋燥症狀引起得病狀，中醫建議秋冬飲食應以滋陰、潤燥、滋補為原則，豆漿當然是最經濟、營養、實用的佳品。

豆漿好還是牛奶好？

　　長久以來，政府機關都在推行多喝牛奶補充鈣質和其他營養，其實豆漿的營養價值完全可以和牛奶媲美，又比較經濟實惠。我覺得豆漿不僅僅是「心腦血管保健液」，也可以說是21世紀人們「餐桌上的明星」。

　　鮮豆漿含有豐富的優質蛋白質及多種人體所需的微量元素，有「綠色牛乳」之稱，其營養價值與牛奶相近，蛋白質含量比牛奶還要高且達2.56％，而且豆漿中的蛋白為優質植物蛋白；豆漿還富含鈣、磷、鐵等礦物質，鐵的含量是牛奶的25倍；很多人喝牛奶會拉肚子，

這是所謂的「乳糖不耐症」，因為牛奶中含有乳糖，乳糖要在乳糖酶的作用下才能分解被人體吸收，但我國多數人缺乏乳糖酶，所以容易腹瀉，豆漿因為不含膽固醇與乳糖，就沒有這樣的問題。

另外，豆漿中所含的豐富的不飽和脂肪酸、大豆皂苷、異黃酮、卵磷脂等幾十種對人體有益的物質，具有降低人體膽固醇、防止高血壓、冠心病、糖尿病等多種疾病的功效，還具有增強免疫、延緩肌體衰老的功能。

我真的認為大家要建立起「一杯鮮豆漿，天天保健康」的生活觀念，豆漿營養豐富，每天早上喝250到500c.c.豆漿，配上一塊麵包、饅頭等主食或水果，真的健康百分百。

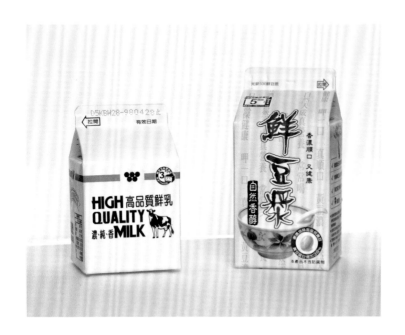

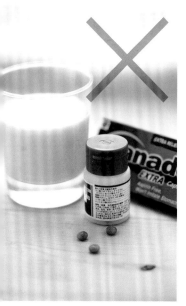

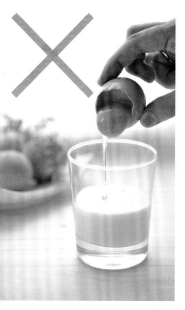

喝豆漿注意事項

豆漿雖好,也有很多人喜歡喝,不過從養生觀點來看,有些人或者有些狀況還是多加注意。很多人只要聽到是好東西,也不管自己是不是適合就咖起來喝,往往好東西就變成了害人的壞東西了!

飲用豆漿時須特別注意:

不要與藥物同飲

有些藥物如四環素、紅黴素等抗生素藥物,會破壞豆漿裡的營養成分。

不要沖入雞蛋

雞蛋中的雞蛋清會與豆漿裡的胰蛋白酶結合,產生不易被人體吸收的物質。

不要空腹飲

空腹飲豆漿,豆漿中的蛋白質大都會在人體內轉化為熱量而被消耗掉,不能充分產生補益作用。飲豆漿的同時吃些麵包、糕點、饅頭等澱粉類食品,可使豆漿蛋白質等在澱粉的作用下,與胃液較充分地發生酶解,使營養物質被充分吸收。

不要飲用未煮熟的豆漿

生豆漿裡含有皂素、胰蛋白酶抑制物等有毒物質,未煮熟就飲用,會發生噁心、嘔吐、腹瀉等中毒症狀。

不要用保溫瓶貯存豆漿

在溫度適宜的條件下,以豆漿作為養料,瓶內細菌會大量繁殖,經過3～4個小時就能使豆漿酸敗變質。

換花樣喝豆漿更健康

有好黃豆現磨純豆漿當然好喝，不過嘗試一些更加分的養生豆漿也不錯。紅棗、枸杞、銀耳、綠豆、花生、薏仁等等都可以成為豆漿配料，不同的組合做出保健價值不同的各色保健豆漿，很有趣且可以享受不同的口感，喝了更健康。以下提供三種簡單的養生豆漿食譜：

綠豆蜂蜜養顏豆漿

滋潤五臟，美容潤腸，補氣益血。

乾黃豆......................40克
綠豆..........................35克
蜂蜜..........................40克

黃豆浸泡3小時以上，綠豆浸泡30分鐘後，洗淨裝入食物調理機內，加入適量開水，打成生豆漿，倒入不鏽鋼鍋中煮沸，待涼調入蜂蜜攪勻即可。（可依個人喜好濾渣）

紅棗枸杞補氣豆漿

功效

補虛益氣、安神補腎、改善心肌營養，對心血管疾病患者有一定的益處，增強人體免疫功能。

材料

乾黃豆......................60克
紅棗..........................15克
枸杞..........................10克

作法

將泡好的黃豆洗淨，紅棗去核洗淨，枸杞洗淨，裝入食物調理機內，加入適量開水，打成生豆漿，倒入不鏽鋼鍋中煮沸即可。（可依個人喜好濾渣）

薏仁茯苓美白豆漿

寧心益脾補腎、增強細胞抗氧化能力、促進皮膚白皙並淡化黑斑、雀斑提升，免疫力及降血脂的功效。

材料

乾黃豆......................50克
薏仁..........................20克
茯苓..........................10克

作法

將泡好的黃豆和薏仁洗淨，茯苓浸泡洗淨，裝入食物調理機內，加入適量開水，打成生豆漿，倒入不鏽鋼鍋中煮沸即可。（可依個人喜好濾渣）

比肉更美味的豆腐

　　談了這麼多有關黃豆的事，我想大家都應該很清楚，隨著中外文化的交流，豆腐不但走遍全國，而且走向世界。今天，豆腐就像茶葉、瓷器、絲綢一樣享譽世界，甚至也有人把品嘗豆腐料理看作一種美妙的藝術享受。不過，這白白嫩嫩、強身健體延年益壽的豆腐，無論男女老少，不分民族、宗教，都愛享用，但到底是怎樣發展出來的？

豆腐細説從頭

　　考究起來，中國是確信無疑的豆腐之國。據五代謝綽《宋拾遺錄》載：「豆腐之術，三代前後未聞。此物至漢淮南王亦始傳其術於世。」南宋大理學家朱熹也曾在《素食詩》中寫道：「種豆豆苗稀，力竭心已腐；早知淮南術，安坐獲泉布。」詩末自注：「世傳豆腐本為淮南王術。」還是提到淮南王劉安！

　　劉安是西漢高祖劉邦之孫，西元前164年封為淮南王，都邑設於壽春（即今安徽壽縣城關），他雅好道學，想要長生不老，不惜重金廣招方術之士，「登北山而造爐，煉仙丹以求壽」。他們取山中「珍珠」、「大泉」、「馬跑」三泉清冽之水磨製豆汁，又以豆汁培育丹苗，不料煉丹不成，豆汁與鹽滷化合成一片芳香

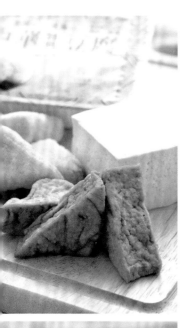

▲豆腐與油豆腐。
▼三色蛋豆腐。

誘人、白白嫩嫩的東西。當地膽子比較大的農夫取而食之，竟然美味可口，於是取名「豆腐」。

劉安無意中竟成為豆腐的老祖宗，所在地也成為名副其實的「豆腐之鄉」。近年來，把豆腐或煨、或煮、或煎、或炸、或溜……攏絲、雕刻各顯身手，花樣百出。而毗鄰淮南的江蘇顯然是「近水樓台先得月」，首先受到豆腐文化的影響。一直到現在，江蘇人還把豆腐、麵筋、菌蕈、筍芽列為素菜四大金剛。

豆腐隨著唐代大和尚鑒真東渡日本，帶去了豆腐製作方法。至今日本的豆腐包裝袋上還有「唐傳豆腐乾黃蘗山御前淮南堂制」的字樣。 繼日本之後，朝鮮、泰國、馬來西亞、新加坡、印尼、菲律賓等周邊國家也從中國學到了豆腐製作技藝。以後隨著大批華人外行的足跡，中國豆腐走到了西歐、北美，全世界幾乎所有國家都有了大豆食品的生產與銷售。

接著世界各國人民也以自己的智慧與習俗豐富了豆腐文化。比如日本有絹豆腐、海水豆腐、五色豆腐等；朝鮮人民根據本地資源，製作了風味各異的豆腐湯：豆醬豆腐湯、蛤蜊豆腐湯、明太魚豆腐湯等等；印尼人普遍愛吃醬拌炸豆腐；緬甸人、越南人則創造了醬拌蛋花豆腐什錦盤。在美國，商人們則推出了豆腐沙拉、豆腐漢堡包、豆腐霜淇淋、豆腐烤鴨、豆腐蛋糕等等中西合璧的豆腐菜色，在市場上十分暢銷。

高蛋白低脂肪的營養佳品

20世紀以來，全球飲食營養科學界興起一股「豆腐熱」，高蛋白、低脂肪的豆腐食品成為專業一致推崇的美味保健的營養佳品。豆腐及豆腐製品的蛋白質含量比大豆高，而且豆腐蛋白屬完全蛋白，不僅含有人體必需的八種胺基酸，而且其比例也接近人體需要，營養價值較高。豆腐還含有脂肪、碳水化合物、維他命和礦物質等。現代醫學證實，豆腐除有增加營養、幫助消化、增進食慾的功能外，對齒、骨骼的生長發育也頗為有益，一般100克豆腐含鈣量為140毫克～160毫克，兩小塊豆腐，即可滿足一個人一天鈣的需要量；在造血功能中可增加血液中鐵的含量；豆腐不含膽固醇，為高血壓、高血脂、高膽固醇症及動脈硬化、冠心病患者的藥膳佳餚。也是兒童、病弱者及老年人補充營養的食療佳品。豆腐含有豐富的植物雌激素，對防治骨質疏鬆症有良好的作用。還有抑制乳腺癌、前列腺癌及血癌的功能，豆腐中的甾固醇、豆甾醇，均是抑癌的有效成分。

中醫理論的說法則為，豆腐味甘性涼，入脾、胃、大腸經，具有益氣和中、生津潤燥、清熱解毒的功效，可用來治療紅眼、消渴（糖尿病），解硫磺、燒酒毒等。也很適用於熱性體質、口臭口渴、腸胃不清、熱病後調養的人食用。

豆腐同時也是中藥炮製輔料之一，豆腐煮製是中藥炮製方法中的一種。方法是將藥物植入豆腐中並覆以

豆腐蓋上，用火煮至豆腐呈蜂窩狀，藥物顏色變淺，時間約4小時即可。如硫黃，含有毒成分，經用豆腐煮製後，一可減毒，二可潔淨。因豆腐含有豐富的蛋白質，係兩性化合物，既可與鹼性物質生成沉澱，又能溶解部分酸性有毒物質，減低毒性成分，且其表面積大，空隙多，具有良好的吸附作用，因而成為炮製中藥的輔料良品。

豆腐更可用於食療，具有一定的藥用價值。如蔥燉豆腐，可治感冒初起，每日食3～5次；鯽魚與豆腐共煮，可治麻疹初期尚有餘熱者，也可用於下乳；蔥煎豆腐，可用於水腫膨脹；豆腐蘿蔔湯，可用於痰火哮喘；豆腐紅糖共煮，可用於吐血等。

新鮮好吃要慎選

有些人喜歡吃傳統板豆腐，有些人則偏好盒裝豆腐的滑嫩。無論偏好哪一種，都要注意豆腐的選購和保鮮問題。豆腐本身的顏色是略帶點微黃色，如果色澤過於死白，有可能添加漂白劑，不宜選購。此外，豆腐是高蛋白質的食品，很容易腐敗，尤其是一般市場賣的板豆腐比盒裝豆腐容易受到污染，更應多加留意。

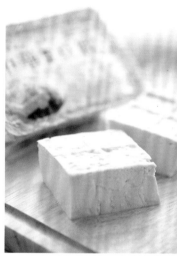
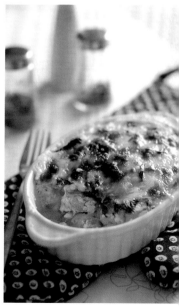

▲豆腐。
▼豆腐法式鹹派。

▲ 板豆腐需泡水冷藏
保存。

盒裝豆腐需要冷藏，所以需要有良好冷藏設備的場所選購。當盒裝豆腐的包裝有凸起，裡面豆腐則混濁、水泡多且大，便屬於不良品，千萬不可選購。而盒裝豆腐雖較易保存，但仍須放入冰箱冷藏，以確保在保存期限內不會腐敗。若無法一次食用完畢，可依所需的分量切割使用，剩餘的部分再放回冷凍室，方便下次食用。

而沒有包裝的板豆腐很容易腐壞，買回家後，應立刻浸泡於水中，並放入冰箱冷藏，烹調前再取出。取出後不要超過4小時，以保持新鮮，最好是在購買當天食用完畢。

吃豆腐注意事項

可是豆腐雖好，多吃也有弊，過量還是會危害健康。老年人和腎病、缺鐵性貧血、動脈硬化患者更要控制食用量。中醫認為，豆腐性偏寒，胃寒者和易腹瀉、腹脹、脾虛者以及常出現遺精的腎虧者也不宜多食。

另外，豆腐不足之處是它所含的大豆蛋白缺少一種必需胺基酸——蛋胺酸，若單獨食用，蛋白質利用率低，如搭配一些別的食物，使大豆蛋白中所缺的蛋胺酸得到補充，使整個胺基酸的配比趨於平衡，人體就能充分吸收利用豆腐中的蛋白質。蛋類、肉類蛋白質中的蛋胺酸含量較高，豆腐應與此類食物混合食用，如豆腐炒雞蛋、肉末豆腐、肉片燒豆腐等。這樣搭配食用，便可提高豆腐中蛋白質的利用率。

油炸豆腐香嫩好吃

　　豆腐店製作完豆腐後，通常還會做油豆腐。台灣的油豆腐一般就是我們看到的三角形，很多人買回家或烤或煎或炸，趁熱吃都很棒。另外也有一種是中空的油豆腐包，可以用來填入肉或蔬菜，加入勾芡的醬汁或湯裡面。我記得父親很喜歡吃炸豆腐，他也不買市場炸好的油豆腐，而是在自家用新鮮豆腐以大量的油去炸，就非常好吃。

▲油豆腐泡。

　　日本的油豆腐種類可就多了，包括有厚揚（一種油豆腐塊）、日式豆腐餅（含有蔬菜、芝麻並用力擠壓過的豆腐小丸子），還有油豆腐泡（就是我們說的油豆腐包）。如果對日本食物熟悉的人，應該也聽過五目豆腐，這也是一種油豆腐，所含的材料包含青豆、芝麻、紅蘿蔔泥、牛蒡、蘑菇、昆布等，在製作豆腐時就先加入，然後擠壓並油炸後，風味很特別。

　　大部分的豆腐師傅都認為油豆腐很合西方人的口味和烹調方式，因為金黃的表面和類似肉的口感，讓他們聯想到炸雞。

　　油炸和擠壓的過程會讓油豆腐流失大量水分，所以即使不放進冰箱，也還能保持鮮度，所以在夏天很適合當野餐菜或便當菜，當然也很適宜在台灣、中國等亞熱帶地區被食用。

豆渣是排毒大功臣

豆渣成米白色，還有著易碎且微小顆粒。我們把它稱為豆「渣」，感覺上好像就是要被丟棄的東西，但是日本人可不一樣，他們稱豆渣為o-kara，意思為「可敬的殼」，甚至也有日本人稱之為水晶花，感覺就很崇高。

從營養的角度來看，豆渣中除了還有部分黃豆殘餘的營養外，最重要的成分是植物膳食纖維。纖維無法被消化，在人體內負責執行兩大功能：一是提供大腸蠕動和預防便秘，一是吸收毒素及加快人體排泄毒素的速度。

為了健康，其實已經有很多醫界、營養界的專家學者，大力提倡要吃高纖食物，那是因為我們現在大量攝取醣類、蛋白質、脂肪和乳製品，卻沒有吃五穀蔬果，再加上很多食品太精緻，去除了原本高纖維的外皮部分，所以讓體內的纖維素變得太少了。相對的，吃豆渣就可以攝取夠多的纖維。

豆渣其實是一種既美味又營養的食物，也是傳統日本料理中的重要食材，因為它可以充分吸收其他食物的風味，加入炒蔬菜、湯或砂鍋中，也可以讓口感變得濃郁。

除了供人食用之外，豆渣也是不錯的有機肥，更可以當作寵物或家畜的飼料，它同時也是治療腹瀉的民間藥方。

▲豆渣。

另外，用一塊布把豆渣包起來用以擦拭木製家具，有打蠟和擦亮的功效，也可以讓木頭顏色加深。

小時候如果半夜睡不著，就會請父親起床做宵夜，他最常做的就是香煎豆渣餅。我們孩子吃得高興，但這可是父親從小餓著肚子辛苦工作時，從每天接觸的黃豆中，「發展」出來填飽肚子的食物。（豆渣料理見P.122）

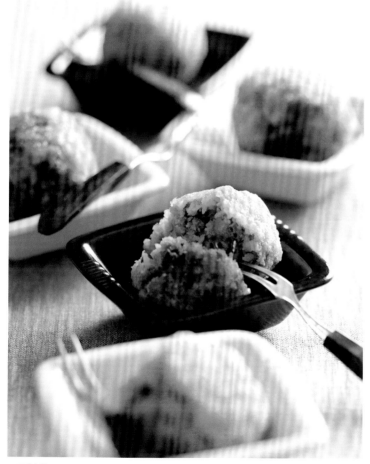

▲豆渣獅子頭。

幼咪咪的豆花

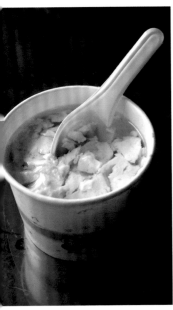

　　黃豆類食物中，豆花真的是最多人喜歡的！看現在街頭上到處都有標榜傳統豆花的冰甜品店，可知大家對這「白泡泡、幼咪咪」的食物的喜愛。

　　說到豆花，又忍不住要提提我們家族豆腐店的歷史了。在做豆腐的過程中，浸泡黃豆後，就磨成豆漿，豆漿是做其他食物的基礎。如果把豆漿加入鹽滷，稍待數分鐘，豆漿就成了柔軟的凝乳，也等於就是豆花。

　　日本人稱這種凝乳為o-boro，有「雲層密布、朦朧或霧氣覆蓋」的意思，這個詞也用來形容月亮半隱在雲層中的感覺。如果豆腐師傅要請客人吃最新鮮的豆花，通常是會用木杓子或者瓷碗公，一把從木桶中撈出來。第一道豆漿做成的第一道豆花，吃原味或者加少許糖，或者加點香油、醬油膏、蔥花，怎樣吃都好吃得不得了。

漫談豆花

　　豆花，全名豆腐花，又稱豆腐腦或豆凍，是由黃豆漿凝固後形成的中式食品。不過豆花比豆腐更加嫩軟，在嶺南通常加入糖水食用。中國北方稱豆花為豆腐腦，但北方豆腐腦多半為鹹辛味，使用鹽滷凝固，南方則多使用石膏。

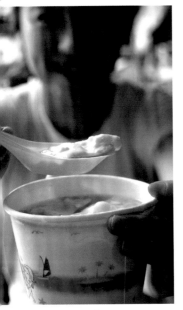

▲豆花。

豆花的由來眾說紛云，也還是與漢淮南王劉安有關，有人說劉安為了求長生不老之藥，在煉丹時以黃豆漿培育丹苗，豆汁偶爾與石膏相遇，就形成豆腐。也有人說劉安是在洪水後，從濕鹹地中用泡軟的黃豆製出豆腐。還有一說就是劉安為臥居病榻的母親備餐，磨黃豆漿，同時用了漢醫所給的食用石膏混合製成豆腐花。無論哪種說法，總之「豆腐之法，始於漢淮南王劉安」，有《本草綱目》可佐證；豆花、豆腐本同源，後來隨著料理方式的不同才漸為分歧，這也是可確定的。

　　從古至今，豆花就有甜、鹹兩種吃法。一般來說，甜食主要分布於中國南方及台灣，後者則為中國北方。

　　廣東、福建、台灣地區通常加入糖水或黑糖水食用。夏天通常將豆花放涼了吃，冬天則加入熱糖水食用，有人為了驅寒還會在糖水中加入薑汁或是為了口感加入綠豆、紅豆、各色水果或是湯圓一起食用。比較特別的有豆漿豆花，這是把糖水改成甜豆漿的吃法。近年還出現更新穎的中西合璧食法，有人會加上巧克力糖漿做成「巧克力豆花」或配以芝麻糊做成胡麻豆花。除了從湯汁下手外，台灣亦有將豆花本體摻入其他口味如雞蛋、巧克力等的豆花，加上原本白淨的豆花，就成了三色豆花。

　　北方人吃的鹹口味的豆花，則是把原味豆花加入滷汁或佐料，用的材料不同，風味當然就不一樣。一般用黃花菜、毛木耳等。中國北方有加入肉餡，亦有中國沿海地帶就近使用海產如海帶絲、紫菜、蝦皮。甚有放入麻醬、辣椒油、香菜、醬油、醋、韭菜花、蒜泥、蔥花等，不勝枚舉。

營養百分百的豆皮

在相當濃郁的豆漿慢慢煮熱時,表面會形成一層薄膜,這就是豆皮。在台灣或中國又叫油皮、百片、腐衣、豆腐皮。

▲濕豆皮。

豆腐店作豆皮是從鍋中挑皮、抒直,將皮從中間黏起,成雙層半圓形,經過烘乾而製成的。皮薄透明,半圓而不破,黃色有光澤,柔軟不黏,表面光滑、色澤乳白微黃光亮,風味獨特,是高蛋白低脂肪不含膽固醇的營養食品。

第一道豆皮在遠古的日本可是珍味,它是乳白色,味道清淡柔和帶點甜味,因為不加任何防腐劑,所以很容易壞,換句話說就是一定要趁新鮮吃。但是在台灣,豆皮就很普遍便宜,而且有生的、乾燥的、先煮過的豆皮,好幾十種。

生鮮的豆皮是片狀的,不過有些店家會把整個或切成片的豆皮,折成許多不同的形狀和大小,做成豆皮卷或豆皮泡,再用甜醬油汁燉煮、油炸、蒸煮或煙燻。另有些店家的豆皮卷更多花樣,包著切碎的醃菜和一點紅糟、糯米,用海苔包起來再油炸或煙燻,口味當然更豐富。生豆皮還可以進一步做成素雞等各種素料。

是佳餚也是補品

　　豆腐皮為半乾性製品，是素食料理中的上等原料：切成細絲，經燙或煮後，供拌、燴食用或用於炒菜、燒菜、燴菜；也可配葷料、蔬菜如肉絲、韭菜、白菜等等，也可單獨成菜。

　　豆皮既然是從黃豆而來，其中當然也含有豐富的優質蛋白；也有的大量卵磷脂，可防止血管硬化，預防心血管疾病，保護心臟；多種礦物質維他命也沒少，尤其可以補充鈣質，預防骨質疏鬆，促進骨骼發育，對小兒、老人的骨骼生長極為有利。

　　從中醫的角度來看，豆皮適合所有人食用。對於身體虛弱、營養不良、氣血雙虧、年老羸瘦的人很合適，對高脂血症、高膽固醇、肥胖者及血管硬化者也很適用；只有診斷出「脾胃虛寒，經常腹瀉便溏」的人要少吃為妙。

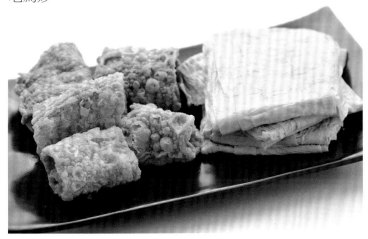

▲炸豆皮與濕豆皮。

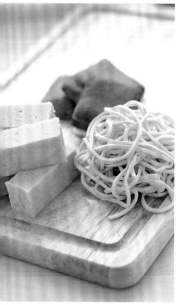

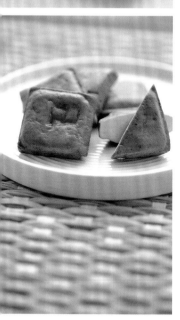

▲百頁豆腐、干絲與豆干。

▼豆干。

變化萬千的豆干

　　台灣人一提到豆干，不是想到大溪豆干，就是想到台中的萬益豆干和一心豆干。這些豆干也已經成為台灣的特有名產，自己人喜歡，外國人也愛！

　　豆干其實豆腐店的另外一個附加產品，也可以說是比較「結實」的豆腐。只是在製作的過程中，做豆腐之前的豆腐腦要搗得比較碎，也就是「細花」，然後裝在鋪著布的木框盤，多層疊在一起，再經過大型的手動壓榨機擠壓，直到水分盡可能被排出來，然後再用糖漿染色。

　　道道手續中，「花」搗得好不好很重要，因為會影響到豆干的口感和品質。現在有很多滷豆干吃起來感覺裡面很多洞很有汁，一點嚼勁也沒有，我父親就覺得會做得不合格。

　　一般在家裡，不管你是買黑豆干還是黃豆干，料理的方式通常是切成條、絲或小丁，用來和蔬菜拌炒，或加入醬汁、湯品與其他食物一起醃滷，又或者切成細片排成冷盤來吃。因為它的質感很像火腿，又是優質蛋白質，也常有人用來替代肉類，更是最好的減重食物。

形形色色的豆干

　　在台灣，豆干發展的很多元。你一定聽過五香豆

干。這是把豆干放在醬油、油及調味料的混合湯汁中燉煮而成，不同地區不同店家使用的調味料就不一樣，不過都是如茴香、大蒜、肉桂、青蔥、丁香、薄荷、月桂葉等辛香料，所以「五香豆干」其實是吃起來至少有五種香味的豆干的意思。

▲五香豆干與干絲。

你一定也聽過黑黑的醬油豆干。這算是台灣和中國的特產，西方還不是很普遍。作法通常是把豆干擠壓後，再放到醬油與水的混合湯汁中燉煮，直到變成深咖啡色。吃法大家也很熟悉，可以直接吃，也可以整個或切丁放到高湯中燉煮，再用醬油和紅辣椒調味，甚至還可以煙燻一下，當作小菜吃。

還有另一種型態的豆干你應該也很常吃，那就是百頁（百葉）。從名字上來看，這種豆干有「一百頁」或「一百片葉子」。百頁通常比較厚實，就像是很多層豆皮疊著擠壓出來的，如果切成很細很細的長條就叫干絲，如果切得寬些再打結就叫百頁結。百頁可以煎、可以滷、可以燉，也可以蒸，是素食料理中常用也很多變化的食材。（豆干料理見P.120）

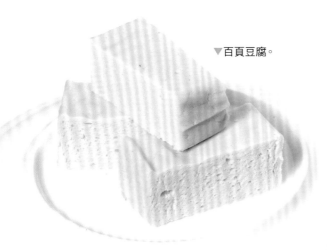

▼百頁豆腐。

▲干絲。

天然調味料之王——味噌

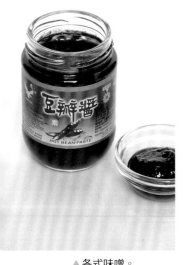

　　講到味噌，大家就會想到日本，以為那是日本的特產，其實不然。味噌最早發源於中國或泰國西部，它與豆類經過黴菌繁殖而製得的豆瓣醬、黃豆醬、豆豉等很相似，因此日本人也稱台灣豆瓣醬為台灣味噌。據說味噌是由唐朝玄奘和尚傳到日本的，也有一種說法是通過朝鮮半島傳到日本。經過上千年的發展及變化之後，日本已成為世界上研發最多種味噌的國家了。而台灣當然也有研發味噌，但數量及種類皆遠不及日本，倒是台灣製的豆瓣醬，質優價廉又美味，出口至日本後深受當地喜愛。

種類繁多，風味各異

　　日本全國各地都生產味噌，產品達數百種之多，有些生產味噌的工廠歷史達數百年之久。製作味噌時，是將主要原料黃豆，加入麴菌及鹽，經過一段時間發酵作用而成。其中，依加入麴菌的種類、加入麴菌和鹽的比例，及發酵熟成時間的長短等差異，可以製出不同色澤、不同風味的味噌產品。

　　首先，加入不同種類的麴菌，如米麴、麥麴、豆麴，可做出不同種類味噌，如米味噌、麥味噌、豆味噌。日本味噌中以米味噌居多，佔八成以上，台灣人比

▲各式味噌。
▼豆瓣醬。

較熟悉的「信州味噌」，就屬於米味噌，而豆味噌裡名氣最大的是愛知縣岡崎市特產的「八丁味噌」。

　　如果味噌種類不容易記，也可以用顏色和口味來作區別。味噌的顏色取決於製作時的溫度高低及發酵熟成時間的長短。一般來說，高溫製作且發酵時間（熟成期）愈長，成品色澤愈深，反之，則愈淡。因此，主要分為「白味噌」、「淡色味噌」、「赤味噌」三類。若以口味來分，有甘口（偏甜、淡）、辛口（偏鹹）之別，這是依放入麴菌和鹽的比例不同而定，麴菌放得多，屬甘口；鹽放得多，屬辛口。從產地來看，日本關東地區及氣候較寒冷的地方（如北海道、東北），料理本就偏重口味，生產的味噌也以「辛口」佔多數；關西地區的飲食偏清淡，生產的味噌就以「甘口」比較多。

　　總之，不管是用大豆、米、麥，通過酶分解產生的鮮味（胺基酸類）、甜味（糖類）與生產過程中添加的鹹味充分地調和起來，加上酵母、乳酸菌等發酵生成的香氣及酸、酯、醇等，都使得味噌的味道更醇厚，香氣更豐富，更能增進人的食慾。

　　在日本，最主要就是喝味噌湯，也會在蒸魚、煮肉和蔬菜時加入味噌、糖、醋等拌和，能使味道更鮮美，經常食用有利於身體健康。味噌中含有較多的蛋白質、脂肪、糖類以及鐵、鈣、鋅、維他命B_1、B_2和尼克酸等營養物質。日本廣島大學伊藤弘明教授等人，通過對動物實驗證明，常吃味噌能預防肝癌、胃癌和大腸癌等疾病，此外，還可以抑制或降低血液中的膽固醇，抑制體內脂肪的積聚，有改善便秘、預防高血壓、糖尿病等功效。

調味聖品，運用多元

在日本料理當中，味噌除了做成味噌湯之外，在日本家庭料理中的用途是相當廣泛的。從醃漬小菜（如漬白蘿蔔、漬小黃瓜）、料理的淋醬或拌醬、燉煮料理（如青花魚味噌煮）、燒烤料理（如西京燒）、到鍋類湯底等，處處有味噌的蹤跡。

日本各地也有味噌燒出的名菜佳餚或是地方特殊習俗的吃法，如京都的「西京燒」，是用本地特產的「西京味噌」醃漬（白）鱈魚1～2天入味，然後再燒烤。此外，日本過年的初一到初三，京都人會吃白味噌煮年糕來慶祝；北海道的「石狩鍋」則是將當地在秋季捕獲的鮭魚，搭配胡蘿蔔、高麗菜、洋蔥等大量蔬菜，用北海道生產的赤味噌為湯底煮成的鍋料理。

台灣人受日本的影響很深，所以對味噌的接受度也高。有趣的是，台灣人的味噌湯多半只放些豆腐、海帶、柴魚等材料，但是，日本人的味噌湯裡，什麼食材都可以加。尤其日本料理講究「旬之味」，要善用當季盛產、味道最好的食材入菜，因此，味噌湯的材料也依四季變化而有不同。例如春、夏季的味噌湯裡是秋葵、小黃瓜、茄子、山菜、鴨兒芹等多種當令蔬菜；進入秋季，輪到各類菇蕈上場，成為碗中主角，甚至象徵秋天的菊花，幾瓣花瓣漂在湯面上，頗有秋意；冬季的「大根」（白蘿蔔）、白菜清甜爽口，配上當令肥美的螃蟹、鮭魚，又是一場色香味的完美演出。

台、日之間還有一個不同，就是台灣人使用味噌，多半只用一種來調味，日本人常是混合兩種以上的味噌，如白味噌配上赤味噌，運用於不同料理上。日本人覺得單一味噌的味道往往缺少變化，可能不是偏甜就是太鹹，而混合搭配過的綜合味噌，比較能表現有層次又調合的味道。所以，每個家庭都有獨門、屬於自家的味道，是別家沒有的。

　　由於味噌一類的發酵食品很容易發霉，須注意保存方法喔！黑味噌如八丁味噌（hatcho miso）或赤味噌（red miso），可以在不冷藏的情況下保存一段時間，尤其是三年味噌。但這類冷藏也無妨，如果是甜味噌如黃（yellow）、醇白（mellow white）、甘白（sweet white）等不冷藏便無法保存。

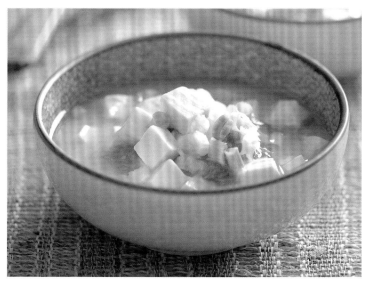

▲黃豆粉味噌湯。

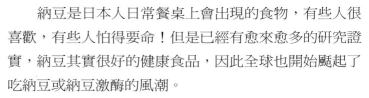

血管清道夫——納豆

納豆是日本人日常餐桌上會出現的食物，有些人很喜歡，有些人怕得要命！但是已經有愈來愈多的研究證實，納豆其實很好的健康食品，因此全球也開始颳起了吃納豆或納豆激酶的風潮。

整粒的黃豆組織比較硬，不容易消化，而且含有阻礙消化的物質——胰蛋白酶（Trypin），會影響到消化率，所以藉由加熱或者將黃豆搗碎（變成豆腐、豆皮），或者以菌類分解這成分（也就是納豆、臭豆腐的作法）等方式，就可以提高消化、吸收率達到85～95％。

根據統計，日本大約每年有五萬公噸左右的黃豆被用來製作納豆。納豆的製作方式是把浸泡過的黃豆蒸到熟軟，然後加入納豆桿菌，讓黃豆在潮濕且攝氏四十度左右的環境中發酵，時間大約需要15～24小時。

製作好的納豆會變成深咖啡色，而且有一種強烈且獨特的味道，表面還黏黏滑滑的，用筷子從碗裡夾起來或攪動時，還會「牽絲」。生鮮黃豆中比較難消化的蛋白質分子，在發酵過程中會被菌種破壞掉，所以納豆中的蛋白質分子是非常容易被消化的。一粒完整的天然納豆含有16.5％的蛋白質，以及豐富的維他命B_2、B_{12}和鐵質。

另外還有一種獨特的納豆，日本人稱為濱納豆，其實就是我們中國人說的豆豉。外表看起來很像是葡萄

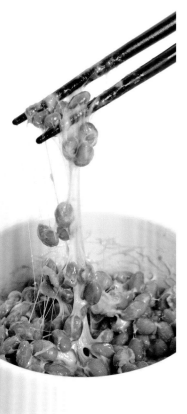

▲納豆。

乾，有點鹹中帶香的味道，一般我們吃的時候，會放在飯或粥上開胃用，或者加入其他料理中增添風味，豆豉魚、豆豉排骨等都是美味的代表料理，少了這一味，還就真的「不是滋味」了！（納豆料理見P.130）

中國起司──
豆腐乳和臭豆腐

中國人所製作的豆腐中，最有特色或許是各種發酵豆腐。好玩的是，英文稱這類豆腐叫做中國起司、豆腐起司或黃豆起司，因為製作方式和西方人做起司的方法差不多，但是我們自己稱之為豆腐乳或南乳。

喜歡豆腐乳的人會覺得它的口感柔密像奶油，風味又強烈。中國許多省分及港澳、台灣、東南亞都有生產，但各不相同，比如蘇州的豆腐乳呈黃白色，口味細膩；北京的腐乳，呈紅色，偏甜；四川的腐乳，就比較辣。台灣產的豆腐乳則變化萬千，鹹、甜、香、辣皆有，更有甚者，連水果及芋頭口味都有生產。

製作豆腐乳前，還是要先將黃豆研磨成豆漿添加石膏，經過攪拌、凝固、壓製成硬豆腐，表面乾燥後，再做二次加工，方法有兩種：

▲豆腐乳與臭豆腐。

（一）用黃豆麴或黃豆米麴：黃豆、米等蒸煮於冷卻後製麴；豆腐鹽漬後混合黃豆麴熟成。

（二）接種毛黴菌：將表面乾燥的豆腐接種毛黴菌培養成黴豆腐，再浸鹽水、加調味料熟成。

以接種毛黴菌方式製作的豆腐乳，可以在不同的製作階段，添加各種調味料製作成多種口味的豆腐乳。如在熟成前加紅麴等，製成粵菜使用的「南乳」；黴豆腐添加製作臭豆腐的臭滷，製作成「臭豆腐乳」，或在熟成後添加麻油、辣油製作成「麻油豆腐乳」或「辣味豆腐乳」。

豆腐乳是小菜也成就名菜

我想，最受歡迎的豆腐乳食用法，就是把豆腐乳直接當作配稀飯的菜餚或配白飯的開胃菜。但是豆腐乳也可以當作拌炒的調味料，如客家人在炒質地較硬的蔬菜時，就會加入黃豆米麴豆腐乳熰煮；粵菜中使用豆腐乳的名菜有「南乳排骨」、「椒絲腐乳炒通菜」、順德的「南乳花生」等；川菜中亦有「南乳扣肉」；添加丁香、陳皮等辛香料的豆腐乳，也常用於雲南小炒；湘菜有「腐乳冬筍」，台灣則有「腐乳空心菜」等。

另外，就是作為沾醬使用了。台菜的「羊肉爐」、粵菜「竹枝羊腩煲」都慣用豆腐乳為基底調製的沾醬，用來佐有嚼勁的帶皮羊肉塊。

明朝時豆腐乳傳入琉球，經在地化，改用米麴和泡

盛（一種蒸餾米酒）加工，稱為豆腐餻（とふよう），也有用紅麴製的。在琉球國時代，為王府貴族和高官獨享的貴重食品。在今日仍為沖繩料理的一道名菜。

又愛又恨的臭豆腐

　　如果你問起外國人最無法接受的台灣食物排行榜，臭豆腐肯定排第一，但是也有很多人習慣味道之後，反而更愛上它。

　　臭豆腐也是發酵豆腐的一類，作法是將新鮮豆腐放在米酒和麴槽或所謂的臭水裡面，發酵熟成。我姪子們利用家中製作豆腐之便，特製臭豆腐，還測出最佳的油溫，每天限量販賣，生意好得不得了，常常不到兩小時，就賣完了當天的量。

　　通常大家愛吃的臭豆腐，經過油炸之後味道還不至於太嗆，但有些嗜臭之族就愛蒸臭豆腐，甚至是發霉指數超高的綠色臭豆腐，讚嘆其為人間美味！不過我想，這真是看各人喜好啦！

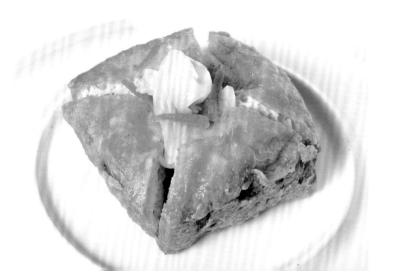

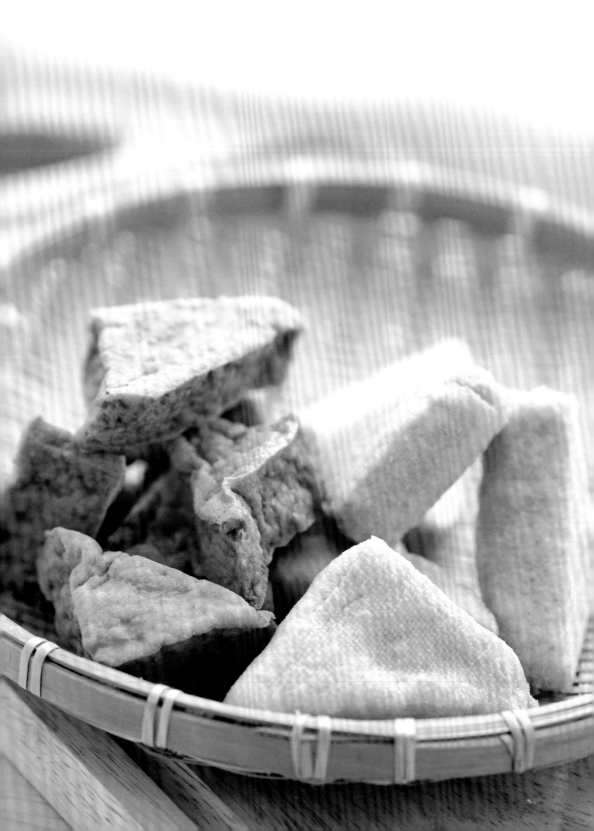

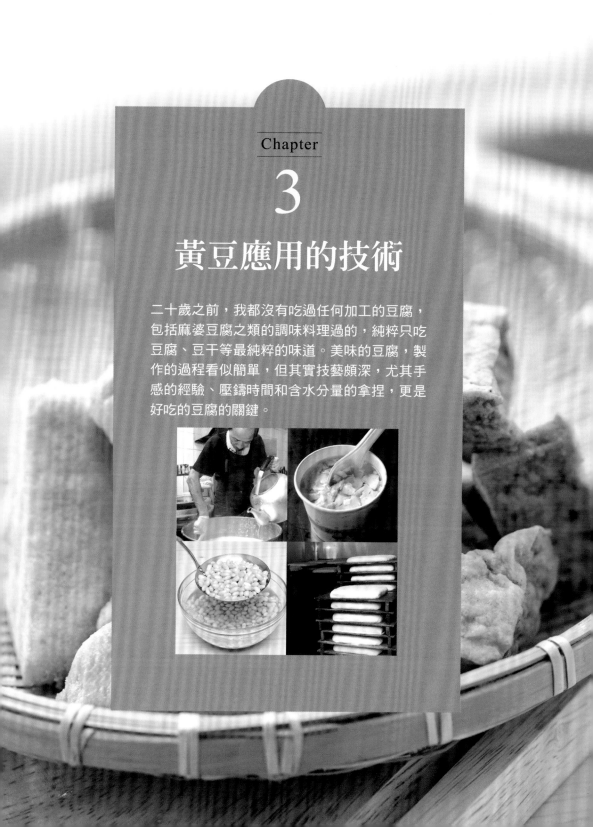

Chapter

3

黃豆應用的技術

二十歲之前，我都沒有吃過任何加工的豆腐，
包括麻婆豆腐之類的調味料理過的，純粹只吃
豆腐、豆干等最純粹的味道。美味的豆腐，製
作的過程看似簡單，但其實技藝頗深，尤其手
感的經驗、壓鑄時間和含水分量的拿捏，更是
好吃的豆腐的關鍵。

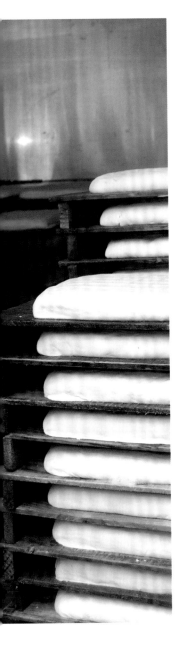

老師傅做豆腐

傳統的豆腐是怎樣做成的呢？把黃豆浸在水裡，泡脹變軟後，注入石磨圓盤上層的洞中，轉動上盤，擠壓黃豆，豆漿從下層圓盤中流出，再濾去豆渣，煮開。這時候，黃豆裡的蛋白質糰粒被水簇擁著不停地運動，彷彿在桶裡跳舞，聚不到一塊兒，形成了「膠體」溶液，要使膠體溶液變成豆腐，必須點滷。點滷用鹽滷或石膏，鹽滷主要含氯化鎂，石膏是硫酸鈣，它們能使分散的蛋白質糰粒很快地聚集到一塊兒，成了白花花的豆花。然後再擠出水分，豆花就變成了豆腐。將豆腐壓緊，再榨乾去些水，就成了豆腐乾。所以，豆漿、豆花、豆腐、豆腐乾，都是豆漿凝固後的產品，只不過含的水有多有少罷了。

我們家的豆腐店，每天白天浸黃豆，到大約晚間十點，豆腐師傅（現由堂哥接手經營）就開始用鐵鍋燒熱水製作第一批豆腐。他們會先將水槽裝滿冷水，接著沖洗器具，然後邊加熱水邊磨黃豆成豆汁。過濾掉豆腐渣後，在最新鮮的豆漿中，趁溫度變化的時間差，以特殊手法加入鹽滷，使豆漿凝成豆花。然後依照訂單，估計要做的豆腐或豆干等，各種硬軟的特殊等級及需求的數量，分別製作不同大桶的豆花，按「粗花」、「細花」等不同逐羹舀起，粗放或細碎的放進鋪了棉布塊的正方形木箱內，一盒盒裝滿後，將每個木箱疊起來移到擠壓架，分別疊置不同的砝碼，將豆腐的水分擠壓出來。一段時間後，一板板鮮嫩豆腐便告誕生。

豆腐製程

（石碇王家豆腐協助拍攝）

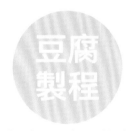

1 黃豆泡水。

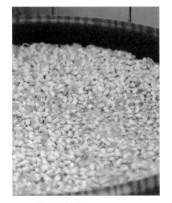

2 磨成豆漿。

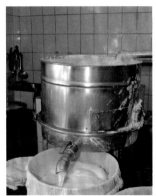

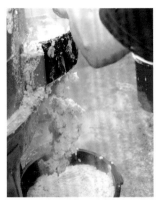

3 濾除豆渣。

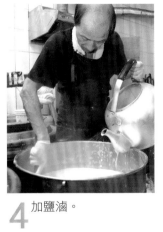

4 加鹽滷。

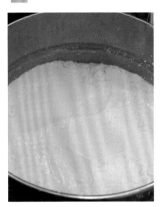

5 凝結成豆花。

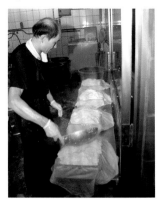

6 將豆花舀入模型。

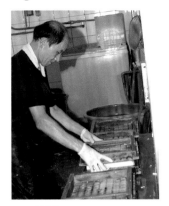

7 壓榨。

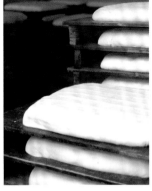

8 豆腐成品。

　　到了凌晨四點左右，開始把做好的新鮮豆腐，迅速切成三角塊狀，丟到油鍋中炸豆腐，過程都沒有間斷，一大鍋一大鍋磨，一板一板做，一鍋一鍋炸，直到做到足夠的量，然後早上五點開始送到各市場攤位。送出了豆腐之後，豆腐師傅們還要把所有器具徹底清洗乾淨，木製盒子和板子要曬乾，布塊要在用過後盡快搓洗揉淨，放在陰涼處風乾，如果不做好清潔工作，就會影響到下次做豆腐的品質。豆腐師傅要等到做完這些，才開始去吃飯休息，然後晚上再開始奮戰。日復一日的傳承幾千年來的古法，不間斷的送進各市場、餐廳、學校和大家的胃。

不同凝固物質　不同豆腐形態

　　我們家現在還是以傳統製法生產豆腐，採用石膏或鹽滷作為凝固物。堂哥說：「常見的凝固物質不外乎三種：熟石膏、鹽滷和葡萄糖內脂」。把不同的凝固物「撞」進豆汁中，就會產生不同形態的豆腐。而最普遍和傳統的，正是用石膏粉。石膏粉的好處是容易令豆汁凝固，而且易於控制，只要掌握好分量即可。此外，石膏粉的鈣質很高，於是出來的豆腐也會有豐富鈣質，相對地對人體會較健康。

壓水時間長短　不同豆腐質感

　　豆腐製成後，必須經「壓水」過程。如果想豆腐軟滑，壓水時間便要縮短，相反的，硬豆腐的擠壓時間長，所以水分流失較多，質地就比較實淨。不同的豆腐形態，正迎合不同的烹調需求。事實上，豆腐的煮法千萬變化，無論煎、炒、煮、炸、紅燒、燜或蒸，樣樣皆能，炸豆腐多以硬豆腐製作，原因是其質地較實淨，煎炸時加以翻弄，也不易碎爛；至於豆腐羹，則以軟豆腐作材料。

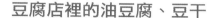

豆腐店裡的油豆腐、豆干

在傳統豆腐店中，製作油豆腐的工作除了有一個油炸用的大鍋之外，還需要一雙長筷子和可以濾掉浮物的濾網，以及一個用來瀝油的竹籃。等油鍋內的油一燒熱，師傅拿出製作好的豆腐，迅速劃上幾刀切割，然後投入油鍋，油炸幾分鐘後，就放在瀝籃中瀝油。在我的記憶中，剛剛炸好的油豆腐，外皮酥裡面軟，熱騰騰的實在是人間至高的美味。

不知道大家有沒有發現，油豆腐在很多料理中，其實可作為美味又便宜的肉類替代品，因為油豆腐在油炸製作過程中，除了賦予豆腐原本的風味與香氣外，也增添了相當容易消化的不飽和脂肪酸，因此當油豆腐取代肉類，就成了均衡飲食所需要的脂肪酸來源，並同時降低飽和脂肪的吸收，油豆腐在經過燒烤或焙烤之後，會產生另外一種香味。如果是加入砂鍋與蔬菜一起煎炒，口感也很妙，還可以增加分量和蛋白質。

豆干的作法其實也不難，豆干可以說是「水分含量很少的豆腐」。通常要製作豆干時，師傅在滷凝結的豆花時，會先搗碎一些，這樣一來，在做成豆腐的時候，水分會流失的更多，形成比較硬比較有嚼勁的豆腐。然後，師傅會把做好的硬豆腐切成方塊，進行「染色」。染劑多半是天然的水和赤砂糖、薑黃或茶的混合湯汁，不同的染汁會產生不同的顏色和風味。因此，有些豆干是巧克力般的深棕色，有些是淡淡的焦黃色，有些則是鮮豔的橙黃色。

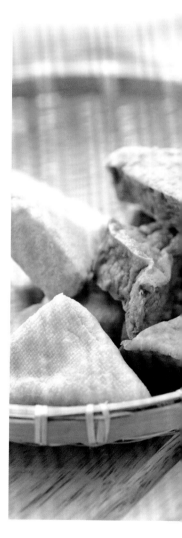

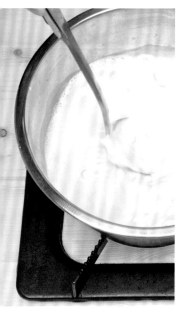

▲ 自製豆漿，健康又美味。

優質豆漿自己做

　　或許是因為我喝過太多新鮮現打的豆漿了，所以我現在喝外面有些豆漿店的豆漿，都覺得不是那麼純，可能是因為黃豆的品質和做豆漿的方式不是那樣嚴謹吧！但是只有飲用優質豆漿，才能起滋養身體、促進健康的作用，劣質豆漿不僅沒有保健作用，有時反而有害人體健康。

　　其實豆漿不難做，想喝營養豐富價廉物美的豆漿，自己動手製作是個不錯的主意。

　　首先，當然是要挑黃豆！什麼樣的黃豆作豆漿比較好呢？普遍來說，市面上的黃豆大致分為三種：

　　一般黃豆：顆粒中等，一台斤約20元左右，豆漿味普通。

　　有機黃豆：顆粒最小，一台斤約30元左右，豆漿味最濃厚。

　　非基因改良黃豆：顆粒最大，一台斤約25元左右，豆漿味次濃厚。

　　以我的喜好，會挑選非基因改良的黃豆，它雖然不是有機栽培，但黃豆的顆粒品質最為飽滿，味道也滿濃厚的，價格又適中。有機黃豆是以有機栽培法種植，就品種來說，未必是使用非基因改良之黃豆。現在尚未證實基因改良過的黃豆，對於人體有沒有不良影響，所以還是建議購買非基因改良的黃豆來打豆漿比較安心。

　　至於自製豆漿主要有三種方法：

一當然是自己磨，用最古老、經典的製漿方法，如果有時間的話，弄個石磨，緩緩磨豆漿，倒也別有情趣。

二是現在有很多的食物調理機，可以迅速粉碎黃豆，不過要記得過濾豆渣口感才會好，而剩餘的豆渣可以作其他的料理，本書後半段會有食譜示範。豆漿熬煮也要自己動手，要特別注意豆漿溢鍋的問題。

三就更方便了，買台家用全自動豆漿機，只要裝上泡好的豆、加水、插上電源，按下啟動鍵，十幾分鐘自動做出香濃味美的熟豆漿。

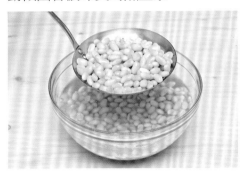

1 將黃豆浸泡3小時後（冬天需浸泡6小時），洗淨撈起。

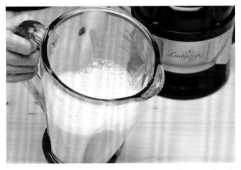

2 將黃豆放入食物調理機，加入2倍的水，打成生豆汁。

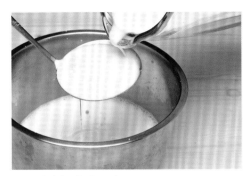

3 以濾網濾除豆渣。

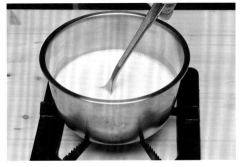

4 倒入不鏽鋼鍋中，以中火邊煮邊攪拌，直到煮沸即可。

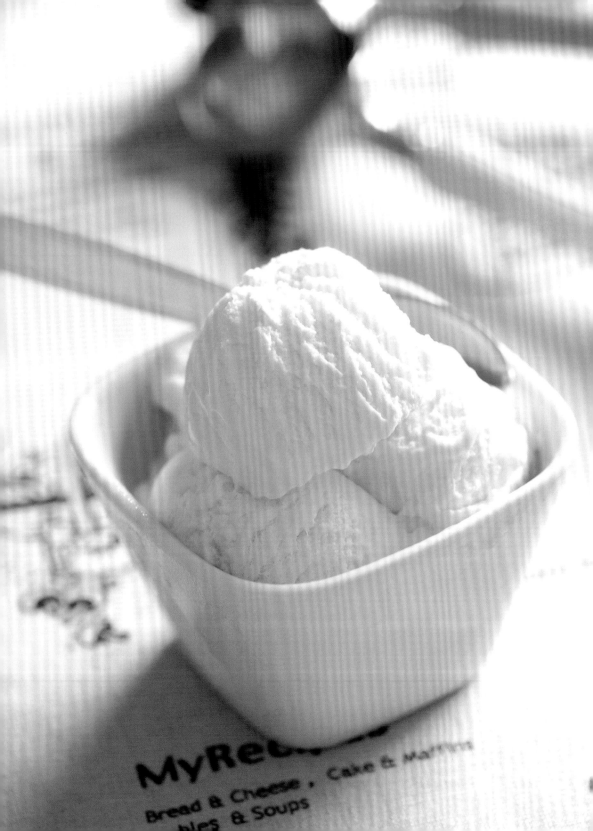

4

各式豆料理

每年我都會回台中老家好幾次，每次都住在家裡的豆腐店二樓，等的就是凌晨一、兩點喝到最新鮮現榨豆漿，和兩三點剛出爐的新鮮豆腐，這充滿了嗅覺和味覺的記憶，令人著迷不已。所以現在，只要聞到了黃豆的味道，就會讓我有「回到家了」的感覺。

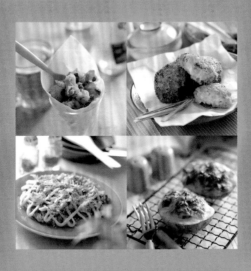

豆漿晶凍

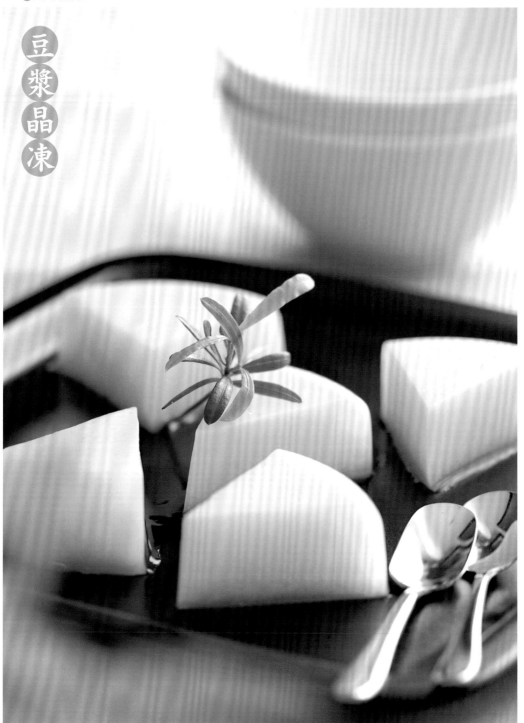

豆漿晶凍

材料

甜豆漿 ....300c.c.

寒天（或洋菜）...... 10g

作法

1 將豆漿、寒天入鍋中加熱至寒天完全溶化，趁熱倒入容器內，待涼後入冰箱冷藏。

2 食用時取出切塊即可。

豆漿火鍋

材料

（4人份）

板豆腐	1塊
雞胸肉	1塊
鮮蝦	8尾
金針菇	1把
香菇	4朵
高麗菜	1顆
紅蘿蔔	1根
豆漿	3杯
高湯	3杯
味噌	2大匙
酒	1大匙
鹽	適量

作法

1 將板豆腐、雞胸肉洗淨切成一口大小，鮮蝦挑出腸泥，金針菇去除根部分成小束，香菇去蒂刻十字花，高麗菜撕成片狀，紅蘿蔔以刨皮刀刨成薄片狀備用。

2 鍋中加入豆漿、高湯、味噌、酒、鹽攪拌均勻，煮開後加入其他材料邊煮邊吃。

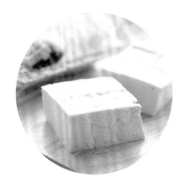

豆漿可樂餅

材料

a 麵粉 1/2杯
　太白粉 1/2大匙
　寒天粉 1/2大匙
　無糖豆漿 1杯
　奶油 1/2大匙
　低脂起司片 2片
b 馬鈴薯 3顆
　豬絞肉 120g
　洋蔥 1/2顆
　胡椒 .... 少許
　鹽 .... 少許
　蛋 1個
　麵包粉 2杯
　麵粉 1杯

作法

1 將無糖豆漿入鍋中加熱，加入寒天粉攪拌至完全溶化；再倒入過篩的麵粉、太白粉及奶油，攪拌均勻後倒入製冰盒中，待涼後置於冰箱冷藏，成豆漿奶凍備用。

2 馬鈴薯洗淨，去皮後蒸熟，壓成泥狀備用；洋蔥入炒鍋中炒出香味，再加入豬絞肉、胡椒、鹽一同拌炒至熟。

3 將馬鈴薯泥、洋蔥肉末置於大容器中攪拌均勻；取約半個拳頭大小的分量，包入一塊作法1中的豆漿奶凍及半片起司片，捏成圓餅狀。

4 蛋打成蛋液，將3的肉餅依序裹上麵粉、蛋液、麵包粉後，入油鍋以中低油溫炸至金黃色，起鍋前開大火逼出多餘油脂即可。

豆漿雪花冰

材料

無糖豆漿 .... 300c.c.
黑糖 100g
水 1杯

作法

1 將黑糖、水加入鍋中熬煮成糖漿狀，放涼備用。

2 將豆漿倒入方型容器中，置於冰箱冷凍，待完全結凍後取出，以刨刀刨成雪片狀，淋上黑糖漿即可。

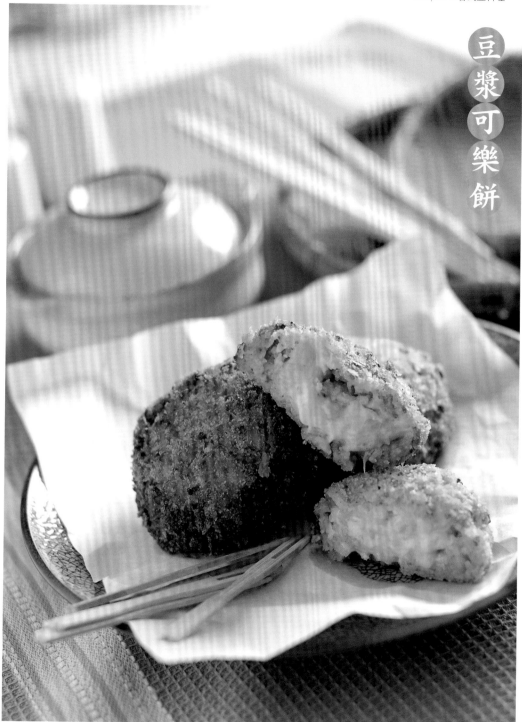

豆漿可樂餅

豆漿焗馬鈴薯

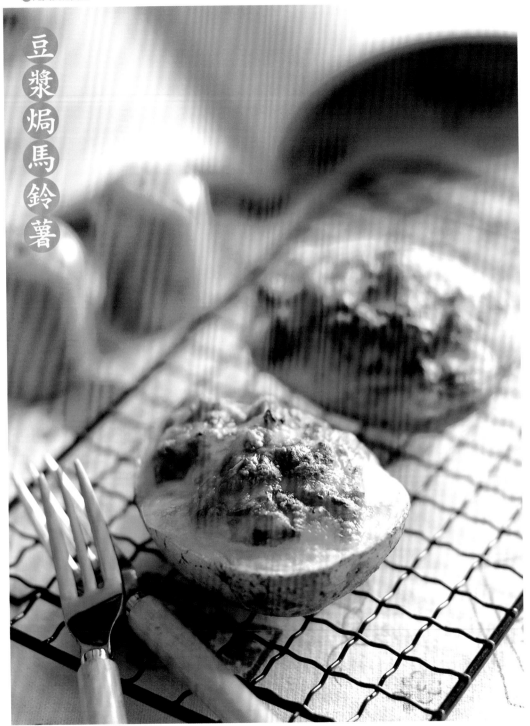

豆漿焗馬鈴薯

 材料

馬鈴薯 2顆
水煮蛋 2顆
火腿丁 2大匙
巴西利末 1大匙
無糖豆漿 ....20c.c.
起司絲 ....適量
黑胡椒粉 ....少許
鹽..............................少許

作法

1 馬鈴薯洗淨不去皮，縱向對切成兩半入蒸鍋蒸；熟後將馬鈴薯中心挖出作成容器，挖出的馬鈴薯部分壓成泥備用。

2 將水煮蛋壓碎，與馬鈴薯泥、火腿丁、巴西利末、豆漿、黑胡椒粉、鹽攪拌均勻即為餡料。

3 將餡料分成四等分，回填入馬鈴薯容器中，灑上起司絲，放入已預熱200度的烤箱中烤至表面金黃即可。

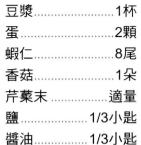

豆漿茶碗蒸

材料

豆漿 1杯
蛋 2顆
蝦仁 8尾
香菇 1朵
芹菜末 ....適量
鹽 1/3小匙
醬油 1/3小匙

作法

1 豆漿中加入鹽、醬油拌勻；蛋打成蛋液，加入豆漿中拌勻後過濾一次。

2 香菇洗淨去蒂切成薄片，用2個容器底部各放入2尾蝦仁及部分香菇片；倒入1調好的豆漿蛋液約7分滿，入蒸籠以中火蒸約3～4分鐘，直到表面變白為止。

3 將剩下的豆漿蛋液倒入容器中，放入剩下的蝦仁、香菇片、芹菜末，以小火蒸10分鐘即可。

豆漿大阪燒

材料

高麗菜	50g
花枝	15g
蝦子	2尾
培根	2片
低筋麵粉	60g
豆漿	100c.c.
山藥泥	35g
泡打粉	1小匙
鹽	1/2小匙
大阪燒醬	適量
美乃滋	適量
三島香鬆	適量
柴魚片	適量

作法

1 將高麗菜洗淨切碎，花枝切3公分長條，蝦子洗淨去腸泥剝殼備用。

2 取一容器，依序將豆漿、山藥泥、麵粉、泡打粉、鹽入容器中攪拌均勻；再加入碎高麗菜、花枝、蝦子拌勻成麵糊備用。

3 平底鍋加熱後上一層油，將拌好的麵糊倒入，用鏟子修邊調整成圓餅狀，再將培根放在麵糊上，待麵糊底部煎至微微焦黃後以鏟子快速翻面，繼續將另一面及培根煎至焦香。

4 起鍋前翻面，刷上大阪燒醬，再擠上美乃滋，最後灑上三島香鬆及柴魚片即可。

豆漿酒釀湯圓

材料

小湯圓	150g
酒釀	3大匙
雞蛋	1個
太白粉水	少許
砂糖	5小匙
豆漿	500c.c.

作法

1 小湯圓煮熟後沖冷水瀝乾，雞蛋打成蛋液備用。

2 豆漿入湯鍋中煮開，加入砂糖煮至溶化，再加入蛋液稍微攪拌一下使蛋液變成片花狀，續入太白粉水勾芡。

3 起鍋前加入煮好的小湯圓及酒釀即可。

豆漿料理

豆漿大阪燒

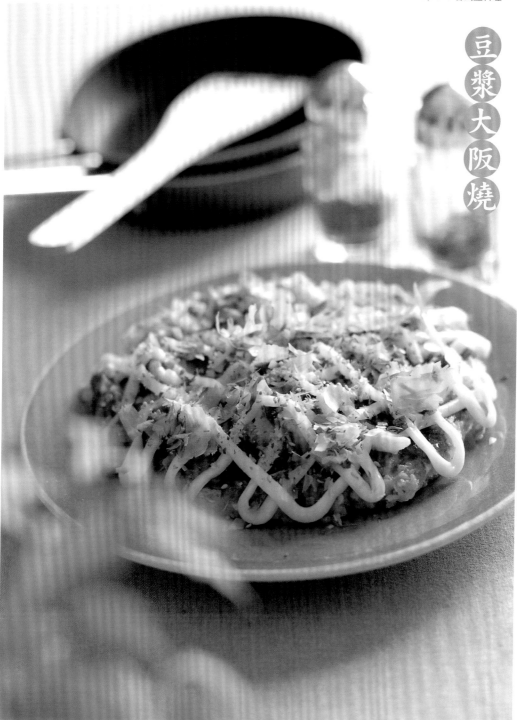

豆漿布雷

材料

甜豆漿 ....200c.c.
雞蛋 2顆
焦糖漿 ....適量

作法

1 雞蛋打成蛋液過篩,加入豆漿中攪拌均勻後再次過篩。

2 將**1**倒入布丁模型中,撈除表面氣泡,以中小火蒸15～20分鐘。

3 蒸熟後待涼入冰箱冷藏,食用時淋上焦糖漿即可。

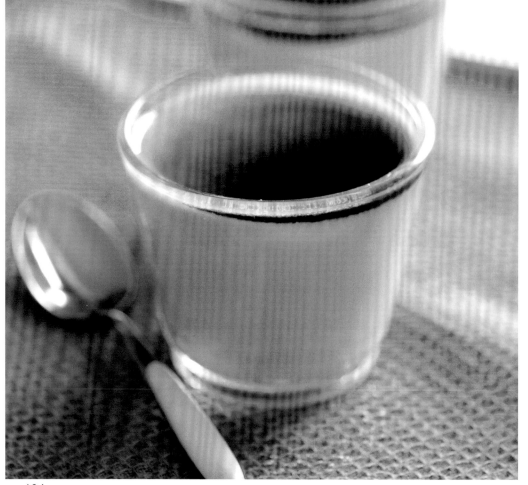

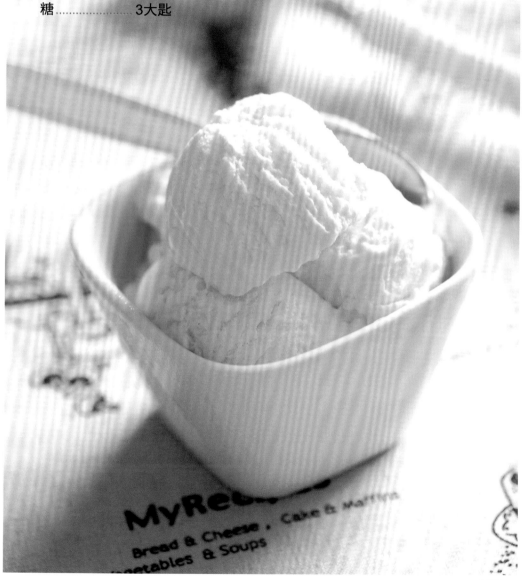

豆腐冰淇淋

材料

嫩豆腐 1盒
鮮奶油 .... 100c.c.
糖 3大匙

作法

所有材料放入果汁機中攪打約3分鐘，倒入容器中
放入冰箱冷凍約3小時即可。

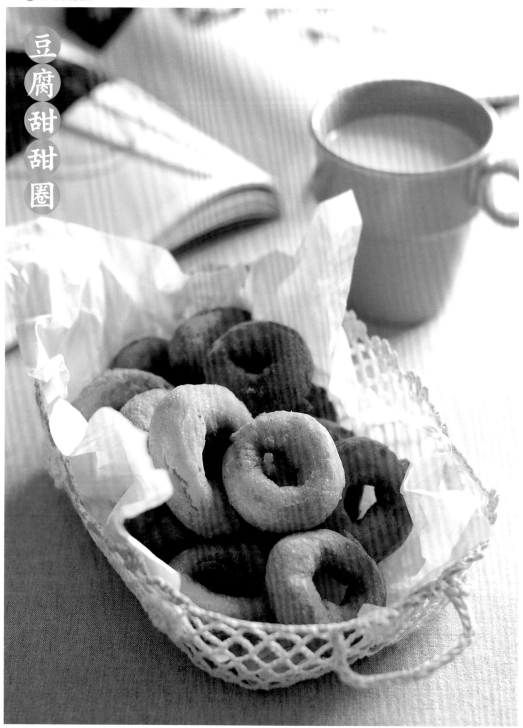

豆腐甜甜圈

豆腐料理

豆腐甜甜圈

 材料

板豆腐	120g
鬆餅粉	200g
細糖粉	適量

作法

1 將豆腐壓碎並且去除豆腐中的水分，加入鬆餅粉揉製成麵糰。

2 將麵糰用手搓成條，再收口成圓圈圈狀。

3 用低溫油炸至金黃即可。食用時可依個人口味灑上細糖粉。

芝麻豆腐蛋糕

 材料

a	嫩豆腐	200g
	砂糖	15g
	豆漿	30c.c.
b	蛋黃	4個
	砂糖	15g
c	市售芝麻糊粉	150g
	低筋麵粉	120g
	泡打粉	1/2茶匙
	沙拉油	40c.c.
d	蛋白	4個
	砂糖	15g

 作法

1 烤箱預熱至160度，豆腐用打蛋器打至無顆粒滑順狀，再加豆漿及糖拌勻。

2 蛋黃與砂糖，打至乳白色，然後拌入**1**的豆腐糊內；篩入芝麻糊粉、低筋麵粉、泡打粉拌勻；再加入沙拉油拌勻。

3 用另一隻碗，放入蛋白和砂糖，打至乾性發泡，然後分2～3次拌入豆腐糊內，拌勻即可倒入蛋糕模。

4 將蛋糕模放入已預熱的烤箱以160度烤30～40分鐘或至熟透；取出待涼即可切塊食用。

豆腐法式鹹派

材料

a 蛋...........................3顆
　豆漿........................1杯
　鹽..........................1小匙
　肉豆蔻....................少許
b 洋蔥........................1顆
　鹽.....................1/2小匙
　胡椒.......................少許
　沙拉油.................1大匙
c 板豆腐....................1塊
　菠菜.......................20g
　煙燻鮭魚..............60g
　起司絲..................60g

作法

1 將材料**a**均勻打成蛋液備用。
2 洋蔥切絲，以沙拉油、鹽、胡椒爆香備用；菠菜洗淨以鹽水汆燙後用冰水沖涼，將水分擰乾切成3公分長段備用；煙燻鮭魚切成一口大小備用；豆腐用手隨意捏成碎塊。
3 將豆腐及爆香的洋蔥鋪在烤盤上，再均勻的鋪上波菜和煙燻鮭魚；倒入**1**打好的蛋液，並將起司絲均勻灑上，烤箱以200度烤20～25分鐘即可。

豆腐水餃

材料

　豆腐........................2塊
　豬絞肉..................300g
　高麗菜.................1/2顆
　玉米粒...................1罐
　鹽..........................2大匙
　胡椒粉..................3小匙
　香油.......................1大匙
　餃子皮..................適量
　麵粉.......................少許
　麵粉水..................少許

作法

1 高麗菜切末，裝入容器中，灑上鹽抓一抓，待高麗菜出水後用乾淨紗布包起來擰去多餘水分；豆腐捏碎用乾淨紗布包起來擰去多餘水分。
2 將高麗菜、豆腐、絞肉、玉米粒及所有調味料攪拌均勻且有黏性即成餡料。
3 用餃子皮將餡料包起，開口用麵粉水黏合後，外皮稍微灑上一些麵粉以防餃子互相沾黏。
4 食用時以沸水煮至水餃浮起即可。

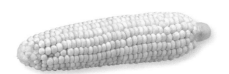

豆腐料理

豆腐法式鹹派

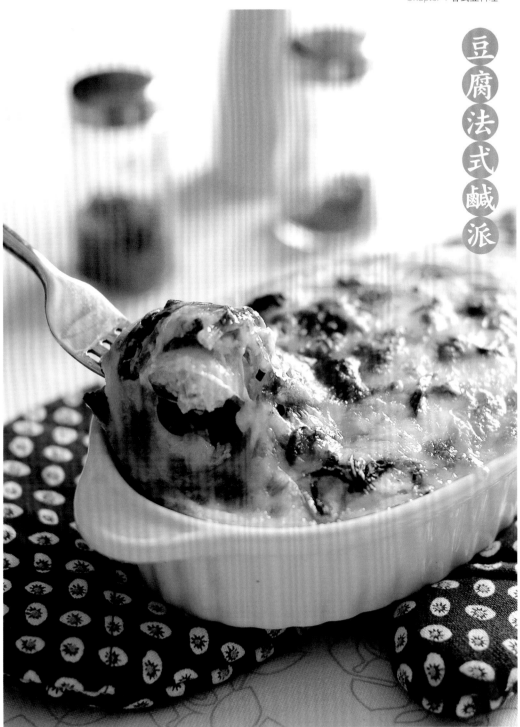

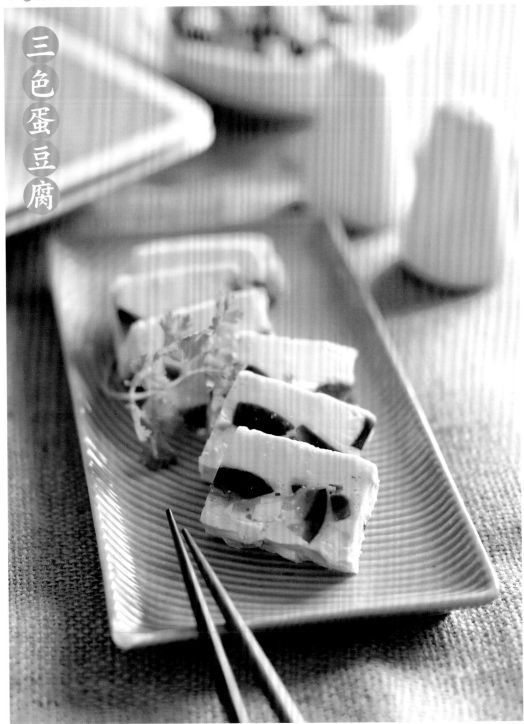

三色蛋豆腐

三色蛋豆腐

 材料

皮蛋	1顆
鹹蛋	1顆
雞蛋	4顆
板豆腐	1塊

作法

1 將皮蛋、鹹蛋、板豆腐切片;雞蛋打成蛋液備用。

2 取一方形平盤,將豆腐、皮蛋、鹹蛋一層一層擺放整齊後,倒入蛋液(蛋液須淹過其他食材),入蒸籠蒸15～20分鐘即可(也可用電鍋蒸)。

日式揚出豆腐

 材料

嫩豆腐	1塊
太白粉	1碗
蘿蔔泥	少許
薑泥	少許
柴魚片	1碗
味醂	1大匙
醬油	1大匙
清酒	1大匙

 作法

1 豆腐切成六等分,裹上太白粉;起油鍋,以190度炸豆腐。

2 取一湯鍋倒1碗水,下柴魚片熬煮15分鐘後,以紗布過濾取湯。將柴魚湯加入醬油、味醂、清酒即成醬汁。

3 將炸豆腐擺盤,附上蘿蔔泥、薑泥及醬汁,灑上乾柴魚片即可。

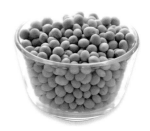

日式松風燒

 材料

板豆腐	1/2塊
吻仔魚	150g
蔥	10g
薑	1/4塊
去皮毛豆	50g
砂糖	1大匙
醬油	1大匙
酒	1大匙
紅味噌	2大匙
太白粉	2大匙

作 法

1 用廚房紙巾包住板豆腐用力擠壓將水分盡量去除；將蔥、薑切末，毛豆以鹽水汆燙後去皮備用。

2 吻仔魚拌入豆腐、蔥、薑及所有調味料攪拌均勻；在桌面鋪上烤箱用鋁箔紙，將拌好的生料鋪在鋁箔紙上，揉成半圓長條狀，表面盡量平滑不要有凹凸不平。

3 烤箱預熱200度，將**2**做好的長條放入烤箱烤約25分鐘，完全烤熟後即可取出，食用時切成片狀即可。

豆腐披薩

 材料

市售披薩餅皮	1張
板豆腐	2塊
牛番茄	2小顆
洋蔥	1/2顆
羅勒	5片
披薩醬	1/2杯
綜合起司	100g

作 法

1 將板豆腐、牛番茄切片，洋蔥切絲備用。

2 在披薩餅皮上刷上披薩醬，將豆腐片、番茄片、洋蔥絲、羅勒均勻鋪上，再灑上起司。

3 以烤箱200度烤20～25分鐘即可。

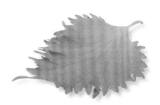

豆腐料理

日式松風燒

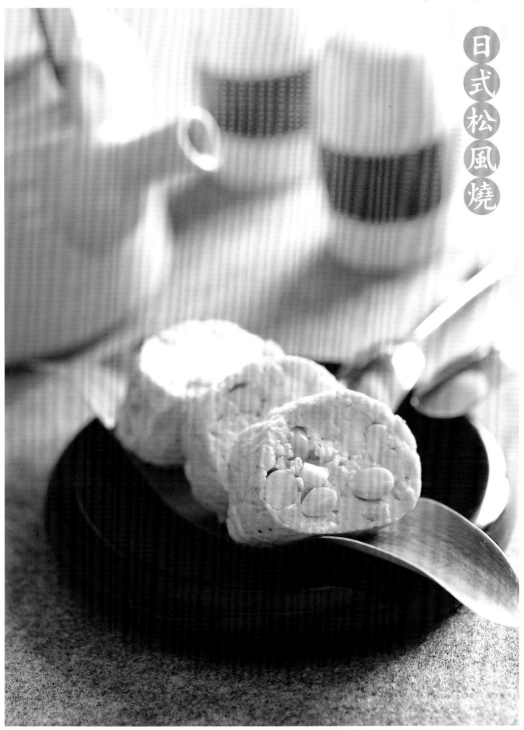

茶巾豆腐

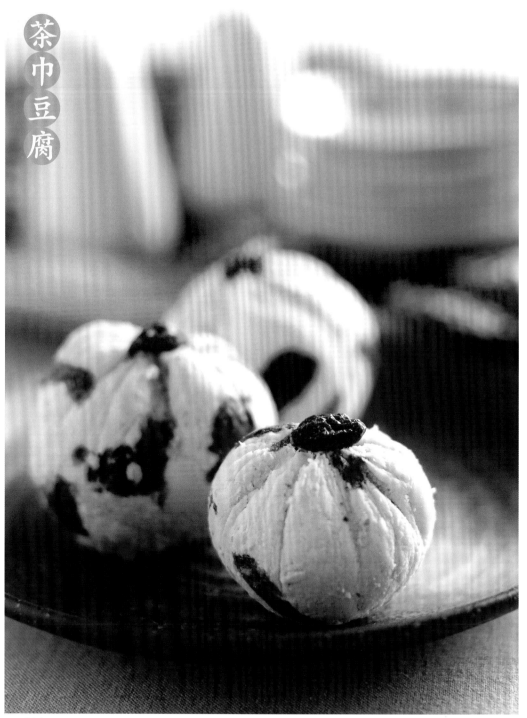

茶巾豆腐

 材料

板豆腐	2塊
海苔	1大片
鹽	小匙
太白粉	1大匙
白味噌	2大匙
芥末醬	1/2大匙
枸杞	8粒

 作法

1 用廚房紙巾將豆腐包住，以微波爐加熱3分鐘後取出擠乾水分，用手將豆腐捏碎備用；海苔撕碎備用。

2 將豆腐及海苔、鹽、太白粉攪拌均勻後分為8等分備用；白味噌及芥末醬攪拌均勻後分成8等分備用。

3 保鮮膜攤開，放入一份豆腐中心捏成略凹狀，再將1份味噌芥末醬填入凹洞中，把豆腐用茶巾（棉手帕）包住扭緊塑型即可，其他7份如法炮製。

4 用微波爐一次加熱4個，約3～4分鐘後取出調整形狀，以枸杞裝飾即可。食用時可沾黃豆醬食用風味更佳。

豆腐丸子

材料

a	豬絞肉	250g
	玉米粒	40g
	紅蘿蔔	1/4條
	蒜末	1小匙
	蔥末	2小匙
	太白粉	1大匙
b	醬油	1/2小匙
	鹽	1/4小匙
	糖	1小匙
	胡椒粉	1小匙
	米酒	1/2大匙

作法

1 將絞肉及材料**b**放入容器中攪拌均勻，紅蘿蔔切丁。

2 將其他材料全部加入**1**中攪拌均勻且具有黏性，捏成丸子狀，再將丸子放入電鍋中按下炊飯鍵蒸熟即可。

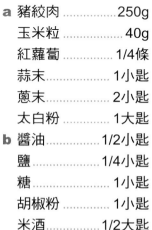

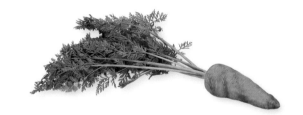

阿給

 材 料

油豆腐	3塊
冬粉	1把
蔥	1支
洋蔥酥	1/2大匙
蝦米	20g
豬絞肉	100g
鹽	1小匙
醬油	1/2大匙
雞粉	1小匙
糖	1小匙
胡椒粉	1/4小匙
香油	1大匙
甜辣醬	適量
香菜末	適量

作 法

1 油豆腐從中間切出開口，將內部的豆腐挖出壓碎；冬粉泡開水至軟切小段；蔥切末；蝦米洗淨後泡水約5分鐘撈起瀝乾切末。

2 將挖出的碎豆腐、冬粉、蔥、蝦米、油蔥酥和調味料攪拌均勻即成餡料。

3 將餡料塞回油豆腐中，放入電鍋按下炊飯鍵，蒸熟後淋上甜辣醬，灑上香菜即可。

過橋米線油豆腐

 材 料

牛肉片	100g
豬絞肉	150g
油豆腐	2塊
米線	1把
芹菜末	1大匙
醬油	1大匙
鹽	1小匙
胡椒粉	1/2小匙
麻油	1/2大匙
水	2碗

作 法

1 米線泡水後瀝乾備用；豬絞肉以麻油爆香，加入水、油豆腐及調味料煮開。

2 最後再下牛肉片及芹菜末，轉小火煮至牛肉片熟即可。

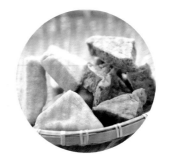

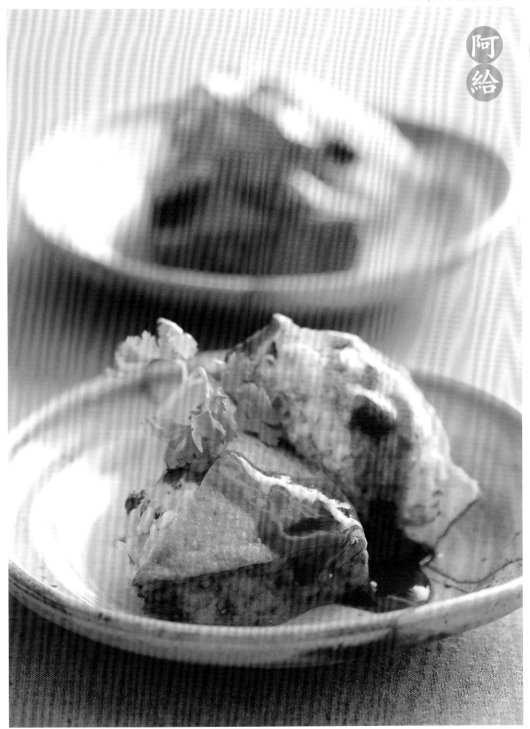

阿給

油豆腐料理

福袋

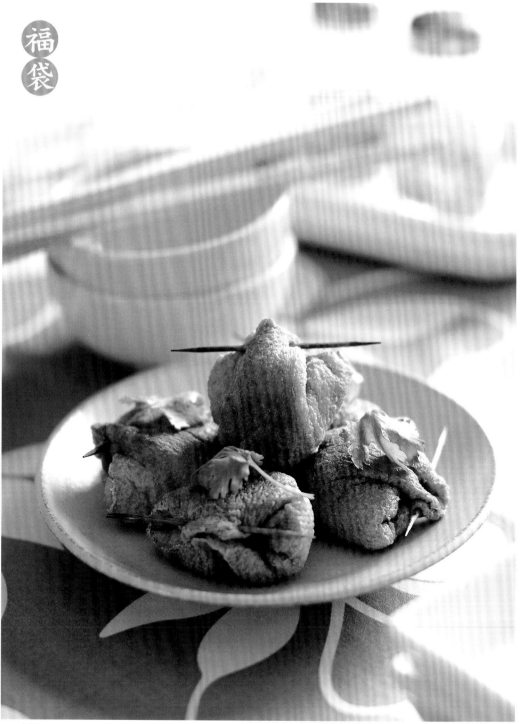

油豆腐料理

福袋

材料

三角油豆腐包........5個
納豆.........................1盒
醬油....................1/2大匙
乾乳酪...................30g
蔥.........................1/2條
吻仔魚...................1大匙
日式醬油.............適量

作法

1 將油豆腐包以剪刀剪出開口；乾乳酪切成5公釐小丁，蔥切細蔥花。

2 納豆加上醬油拌勻後，再加入乾乳酪丁、蔥花、吻仔魚拌勻。

3 將2拌好的內餡分成5等分，填入1的5個袋子中，收口並以牙籤固定；起油鍋將福袋兩面煎至金黃色後即可起鍋，食用時淋上日式醬油。

油豆腐燉宜蘭大蔥

材料

方型油豆腐..........4塊
宜蘭大蔥..............2支
醬油.....................1杯
水.........................2杯
糖.........................2大匙
蒜頭.....................2瓣

作法

油豆腐對切成三角形，宜蘭大蔥切5公分段；取一燉鍋放入油豆腐、大蔥、蒜頭及調味料，以大火煮開後轉小火燉15～20分鐘即可。

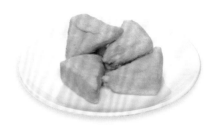

沙茶芹菜豆干

材料

豆干	3塊
芹菜	1把
沙茶醬	1大匙
醬油	1大匙
冰糖	1/2大匙
蔥末	1/2大匙
蒜末	1/2大匙
水	少許

作法

1 豆干切片，芹菜切小段。

2 起油鍋，先將蔥蒜爆香，再下豆干、芹菜拌炒一下，最後下調味料及少許水拌炒至收乾入味即可。

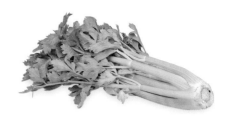

韓式辣炒豆干

材料

韓式泡菜	150g
豆干	3塊
蔥末	1/2大匙
蒜末	1/2大匙
鹽	1小匙
香油	1/2大匙
水	少許

作法

1 豆干切片，韓式泡菜切小段。

2 起油鍋，先將蔥蒜爆香，再下豆干、韓式泡菜拌炒一下，最後下調味料及少許水拌炒至收乾入味即可。

豆干料理

沙茶芹菜豆干

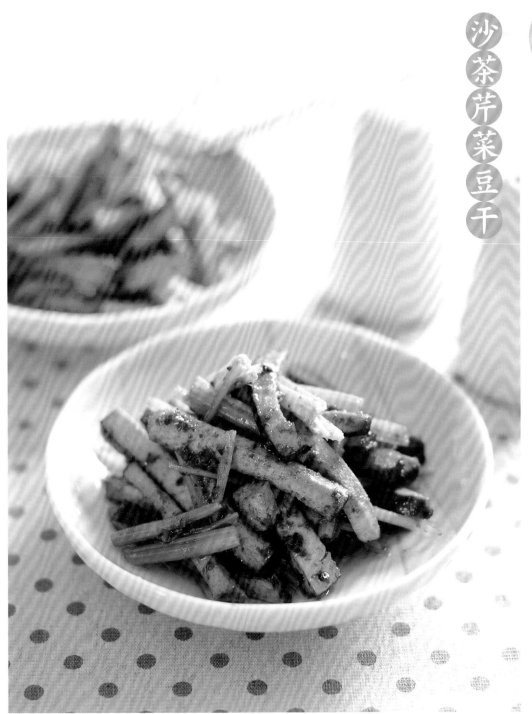

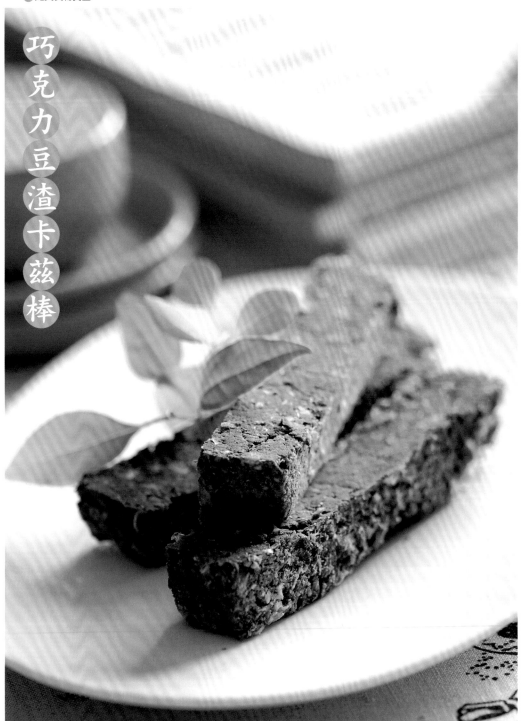

巧克力豆渣卡茲棒

豆渣料理

巧克力豆渣卡茲棒

材料

牛奶巧克力 200g
乾豆渣 100g
脆餅屑 150g

作法

1 取一平盤，倒入脆餅屑並壓實。
2 巧克力隔水加熱溶化後，再加入乾豆渣拌勻。
3 將巧克力糊倒入**1**的平盤中並以橡皮刮刀鋪平，放入冰箱冷藏約1小時，食用時取出切成長條狀即可。

豆渣煎餅

材料

豆渣 200g
豬絞肉 100g
細蔥花 1大匙
醬油 2大匙
太白粉 1/2大匙

作法

所有材料攪拌均勻且具有黏性，後捏成4個圓餅狀，起油鍋以中火煎至內部熟透兩面呈焦色即可。

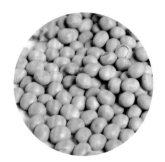

豆渣獅子頭

材料

豆渣	100g
豬絞肉	200g
馬蹄	2個
蒜頭	2瓣
洋蔥	1/4個
雞蛋	1顆
鹽	1小匙
糖	1小匙
醬油	1小匙
米酒	1小匙

作法

1 馬蹄洗淨去皮切末，蒜頭、洋蔥切末，放入容器中，再加入豆渣、豬絞肉、雞蛋及所有調味料攪拌均勻且具有黏性。

2 將1做好的生料捏成丸子，以160度油溫炸至內部熟透外表呈金黃即可。

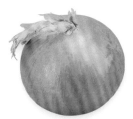

豆渣漢堡排

材料

豆渣	50g
豬絞肉	250g
蛋	2顆
米酒	1大匙
鹽	1/4小匙
胡椒	1小匙
香菇	4朵
蔥	1支
薑	1/2塊
醬油	1又1/3大匙
味醂	1又1/3大匙

作法

1 將香菇、蔥、薑切末；加入豆渣、豬絞肉、蛋、酒、鹽、胡椒攪拌均勻，直到有黏稠的結實感後，捏成略厚的圓餅狀。

2 起油鍋，將1煎至中心部位熟透且兩面帶有焦色為止，起鍋前用廚房紙巾吸去多餘油脂，淋上醬油及味醂調成的醬汁即可。

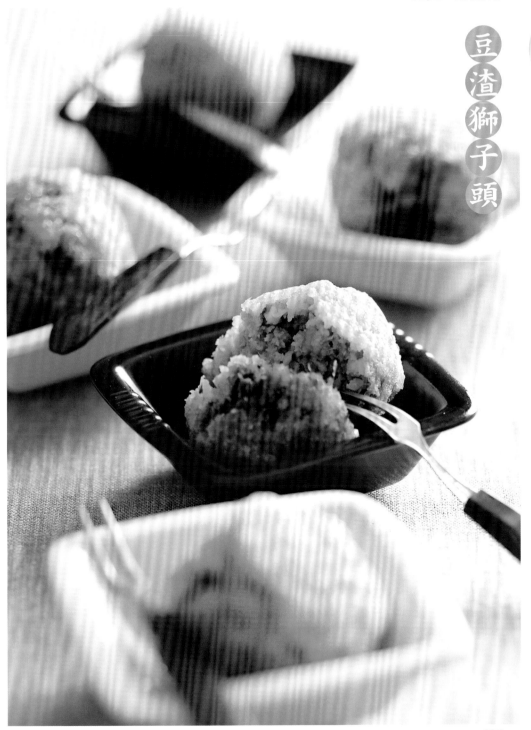

豆渣獅子頭

香辣炸豆豆

材料

黃豆	50克
蔥	2支
鹽	1/3小匙
紅椒	1/2顆
乾乳酪	40g
茴香	1/4小匙
辣椒粉	1/5小匙
麵粉	5～7大匙
炸油	適量

作法

1 蔥切細蔥花，灑上鹽後抓一抓放置2～3小時讓蔥裡的水分排出；黃豆洗淨泡水約8小時後以沸水煮熟瀝乾備用（做豆漿時可留一部分泡好的黃豆來做這道小點）。

2 將紅椒及乾乳酪切成5公釐的小丁，拌入瀝乾的黃豆、蔥花、麵粉、辣椒粉、茴香，攪拌至略有結塊為止。

3 把油加熱到160度，以湯匙輕輕將2的生料舀進熱油中，炸至金黃後撈起，轉大火使油溫升高之後回鍋將餘油逼出即可。

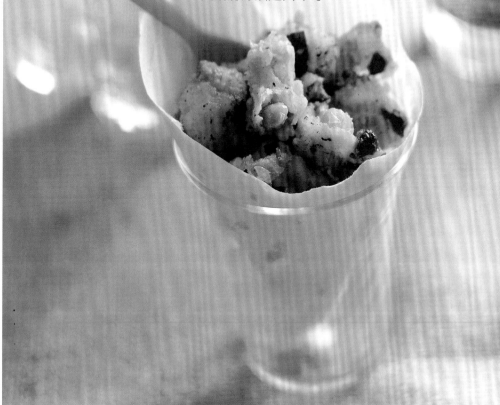

豆皮生菜捲

材料

納豆	3盒
醬油	1小匙
苜蓿芽	200g
大蒜	20g
蘿蔓生菜	4葉
鮮豆皮	8片
醋	1/2大匙
砂糖	1小匙
魚露	1大匙
豆瓣醬	1/3大匙
香菜	適量

作法

1 將納豆與醬油拌勻，蘿蔓生菜切成長條的兩半；大蒜、醋、砂糖、魚露、豆瓣醬攪拌均勻成醬汁。

2 桌上鋪一張保鮮膜，放上攤平的豆皮，鋪上蘿蔓葉、苜蓿芽後捲起，其他7份材料也依照相同方式製作。

3 食用時將豆皮捲斜切二段，搭配香菜排盤，沾醬汁食用。

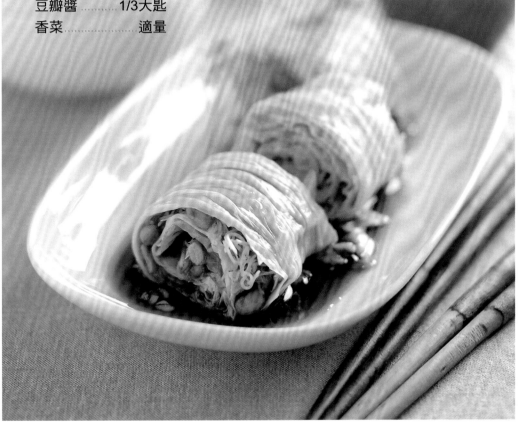

涼拌豆皮

 材料

鮮豆皮	4片
小黃瓜	1/2條
乾寒天絲	50g
小番茄	5顆
鹽	1小匙
糖	1/2大匙
壽司醋	1/2大匙
香油	1大匙
白芝麻	1小匙

 作法

鮮豆皮切條、小黃瓜刨絲、小番茄切四瓣,再將所有調味料加入均勻攪拌即可。

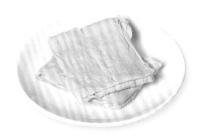

香辣乾豆皮小魚

 材料

乾豆皮	2片
小魚乾	40g
宮保辣椒	1大匙
醬油	1大匙
酒	1小匙

 作法

1 乾豆皮切絲,宮保辣椒切小片備用。

2 起油鍋,將小魚乾及宮保辣椒一同爆香後,再下乾豆皮絲拌炒,最後加入醬油、酒及少許水拌炒至收乾即可。

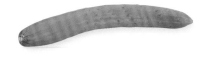

黃豆粉料理

黃豆粉味噌湯

材料

嫩豆腐	1塊
味噌	1大匙
黃豆粉	1大匙
海帶芽	30g
蔥花	少許
鹽	1小匙
糖	1/2大匙
酒	1大匙
水	4碗

作法

1 水煮開後加入鹽、酒、黃豆粉攪拌均勻；嫩豆腐切一口大小，入鍋中煮約2分鐘。

2 用濾網緩緩將味噌溶於湯中，再輕輕攪拌幾次即可。

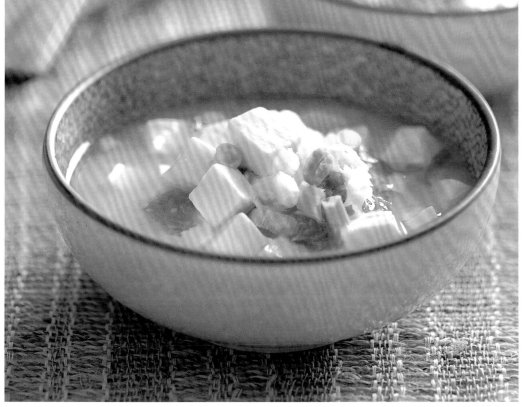

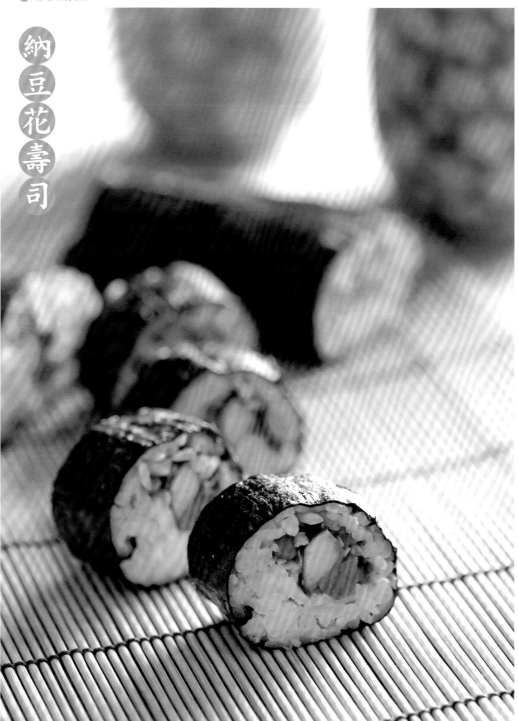

納豆花壽司

納豆料理

納豆花壽司

 材料

納豆	2盒
小黃瓜	1條
紅蘿蔔	1/2條
煎蛋	1片
三島香鬆	3大匙
醋飯	2碗
壽司海苔	2張
甜醋薑	適量

 作法

1 小黃瓜、紅蘿蔔、煎蛋切細長條備用；桌面鋪上壽司捲簾，再鋪上一層保鮮膜。

2 在保鮮膜上放上一片壽司海苔，均勻鋪上一層醋飯，再依序排入納豆、小黃瓜條、紅蘿蔔條、煎蛋條、三島香鬆，之後扎實的捲起。

3 食用時切成厚片狀，配上甜醋薑排盤即可。

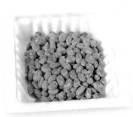

納豆煎蛋

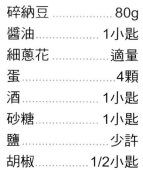 材料

碎納豆	80g
醬油	1小匙
細蔥花	適量
蛋	4顆
酒	1小匙
砂糖	1小匙
鹽	少許
胡椒	1/2小匙

作法

1 在大碗中打入蛋，再加入碎納豆、細蔥花及所有調味料攪拌均勻。

2 在平底鍋中均勻抹上少許沙拉油，加熱後將1調好的蛋液輕輕倒入約1/3的量，待半熟時用筷子稍微攪拌後撥到鍋子邊緣，以同樣方法將剩下的蛋液分幾次倒入鍋中，最後煎到兩面都微微焦黃即可。

3 用鋁箔紙將煎好的蛋包住，調整成圓形長條狀，待稍微冷卻後即可切塊呈盤。

納豆咖哩餃

材料

市售酥皮	4張
豬絞肉	200g
納豆	2盒
洋蔥	1/2顆
蛋黃	1顆
砂糖	1/2大匙
鹽	1小匙
低筋麵粉	1大匙
咖哩粉	1大匙
黑芝麻	少許

作法

1. 起油鍋,將絞肉、洋蔥、糖、鹽一同拌炒,炒熟之後再加入低筋麵粉與咖哩粉拌炒至湯汁收乾即成餡料。
2. 將市售酥皮切成4等分的正方形,包入**1**炒好的餡料,三邊壓合成餃子狀,其他材料依照相同方式完成。
3. 將蛋黃打成蛋黃液,刷在**2**做好的餃子表面,灑上少許黑芝麻,放入200度的烤箱烤約10分鐘即可。

牛蒡納豆天婦羅

材料

納豆	2盒
醬油	1大匙
牛蒡	1根
海苔	1大片
麵粉	1杯
蛋	1顆
白芝麻	1大匙
冰水	1/2杯
鹽	1/5小匙
炸油	適量

作法

1. 將納豆與醬油拌勻備用;牛蒡切成細絲泡水後瀝乾備用。
2. 取一大容器放入**1**的納豆、牛蒡絲並灑上2大匙麵粉略為攪拌一下;用另一隻容器將蛋打入並且倒入冰水,再將剩下的麵粉、鹽、白芝麻加入,以筷子用平打方式打勻後,再將納豆及牛蒡加入攪拌均勻。
3. 以湯匙輕輕將**2**的生料舀進170～180度的油溫中油炸,多翻幾次面,待兩面都成金黃色時即可起鍋。

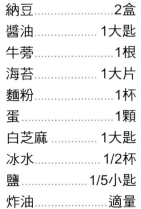

納豆咖哩餃

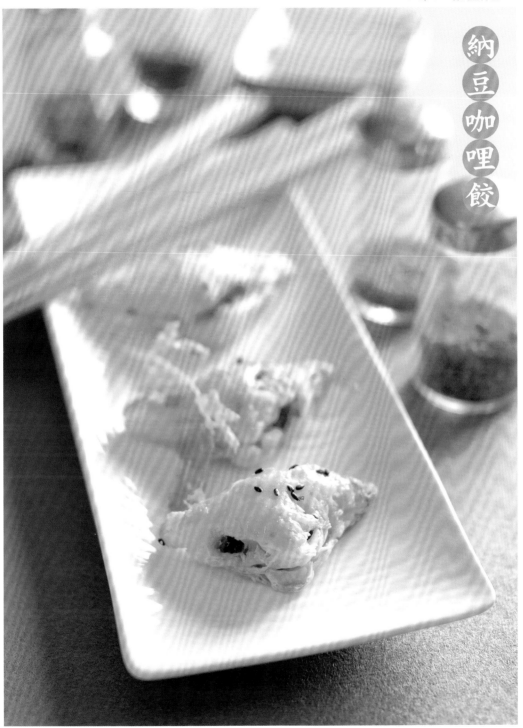

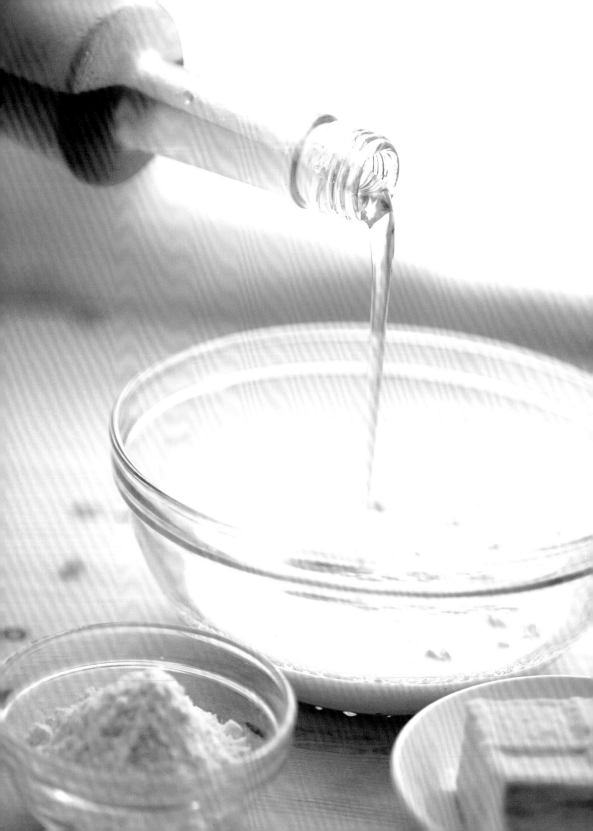

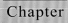

Chapter

5

健康與美麗的貢獻

黃豆含有豐富的蛋白質，一直是素食主義者的最主要的蛋白質來源，目前越來越被重視的原因，除了豆漿可降膽固醇之外，也有益於抗癌。對女性來說，不僅有益健康，黃豆更有美容抗老化的潛力。所以不斷有專家、企業研發出各種技術，把黃豆轉化成更能利用的形式或萃取有效成分來運用。

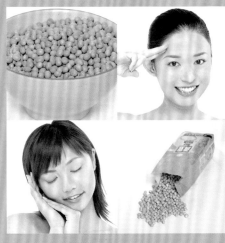

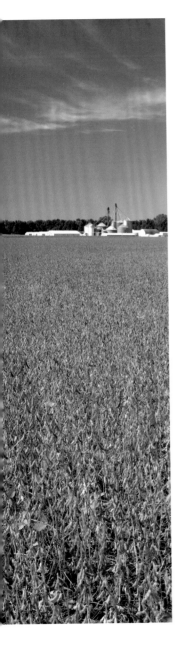

基本的大豆蛋白

　　黃豆最基本的「科技性」產物或許就是大豆蛋白。大豆蛋白包括分離蛋白、濃縮蛋白、蛋白粉、大豆組織蛋白、大豆鈦粉，是蛋白質含量最高的大豆製品，它是大豆浸油後產生的豆粕，再經不同工藝加工製作而成的產品。

　　大豆蛋白的蛋白質含量很高，分離蛋白在90%以上，濃縮蛋白在70%以上，蛋白粉在50%以上，組織蛋白在56～65%左右，遠高於動物性食品。並且大豆蛋白含有人體必需的胺基酸，具有高度的可消化性，其消化吸收率可達到90%以上，比牛奶、雞蛋和牛肉的消化吸收率要高。所以說，大豆蛋白是廉價、優質的蛋白來源，把它作為日常食品中的一種添加劑，可迅速提高人的蛋白質攝入量，更促進健康。

　　世界上發達國家，尤其是美日等國家對大豆蛋白的開發應用十分重視，投入了大量的人力，大豆蛋白產業發展迅速，從1980年到2005年間的25年產量增加10倍。美國是目前世界上最大的大豆生產國，占世界總產量的一半，出口量占世界貿易量的70%，美國也是世界上大豆研究開發和加工技術比較先進的國家，去年加工量已達3500萬噸以上。從20世紀90年代開始，大豆食品加工工業每年以10～15%的速度增長，成為美國發展最快的行業之一。

大豆異黃酮崛起

　　黃豆的科技化產品中，大豆異黃酮可說是最引人注目的了！大豆蛋白中含有豐富的異黃酮（Isoflavones，或譯成異黃素），是一種類似女性荷爾蒙的天然植物性化合物，也稱為植物性雌激素，許多植物中都有，但以黃豆中的含量最多。而其對人體健康的貢獻已在第一章作了詳細介紹，此處不再贅述。

　　由於大豆異黃酮被發現具微弱女性荷爾蒙效果已有50年之久，是天然植物性荷爾蒙的主流之一，自1994年開始即有許多美、日研究探討其對停經婦女的影響，以及可能抑制癌症的效果。當時並未做純大豆蛋白質研究，而是把含混合異黃酮的大豆粉未與其他大豆成分一併研究。1999年美國食品藥物管理局公布，每天攝取25克大豆蛋白可能對高膽固醇患者有益，2000年Birge建議考慮作為荷爾蒙補充療法的替代品，該年各種「大豆蛋白」補充品在美國達兩百億美元市場，其中一大部分是不含「大豆蛋白質」之「純大豆異黃酮」錠劑或膠囊。

　　通常，一公斤黃豆只能萃取17.5毫克的大豆異黃酮，如果要吃到身體需要的量，要吃非常多的黃豆才行，而且有些脹氣、痛風、糖尿病患者也不宜多吃黃豆，加上現在有很多黃豆是基因改造過的，所以才有專家學者建議有罹患以上疾病的患者，攝取萃取出來的大豆異黃酮比較有保健效果。

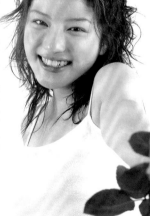

　　一般來說，每人每天的大豆異黃酮攝取量約為40～50毫克，症狀較嚴重的可以多攝取到70～80毫克。以補充荷爾蒙的角度來說，最佳補充時間在晚上睡前，如果是一般保健，就什麼時間都可以。

　　在選擇大豆異黃酮產品的時候，要注意辨別原料來源與內容喔！首先就是要看大豆的生產來源、製程方式，還要看有沒有科學定量分析出具有最佳作用的Genstein染科木黃酮：Daidzein木質素黃酮：Glicytein黃豆素黃酮為1.1：1.0：0.2的成分。

　　對於現在生理與心理都有很大壓力的婦女朋友們來說，除了補充大豆異黃酮之外，也可以配合補充鈣、鎂及維他命B群。搭配抗氧化劑如葡萄籽有助於養顏美容。如果骨質容易流失的話，以大豆異黃酮產品加上鈣片、維他命D_3，效果最好。

維持腦力的大豆卵磷脂

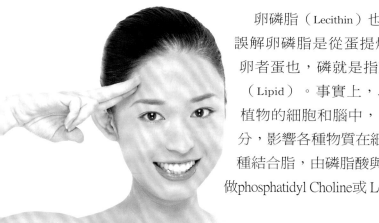

　　卵磷脂（Lecithin）也叫做蛋黃素，很多人都會誤解卵磷脂是從蛋提煉出來的。照字面來說，卵者蛋也，磷就是指Phosphorus，脂是指酯類（Lipid）。事實上，卵磷脂存在於一切動物和植物的細胞和腦中，是細胞表面包膜的主要成分，影響各種物質在細胞膜的透過。卵磷脂是一種結合脂，由磷脂酸與膽素合成，所以英文亦叫做phosphatidyl Choline或Lecithin。

各種植物油籽都含有卵磷脂，其中又以大豆含量較多。大豆卵磷脂（或大豆蛋黃素）是精製大豆油過程中的副產品，市面上粒狀的大豆卵磷脂，是大豆油在脫膠過程中沉澱出來的磷脂質，再經加工，乾燥之後的產品。

大豆卵磷脂富含膽鹼磷脂質、肌醇磷脂質、腦磷脂與亞麻油酸。磷脂質對於維持細胞膜的健康、促進細胞的正常功能，使人體細胞對於營養物質的吸收、代謝廢物的排泄有很大的幫助。另外，膽鹼磷脂質對於腦神經傳導物質「乙烯膽鹼」的形成，提供了必要的原料，可預防記憶力的退化。

卵磷脂本身具有生物乳化劑的功用，可使脂肪順利運輸至肝臟中代謝。根據一些臨床試驗結果顯示，補充卵磷脂亦可預防脂肪肝的發生。建議吃素者、油脂攝取過多者、脂肪肝患者、肥胖者，應多攝取卵磷脂。另外，卵磷脂也能夠幫助維他命A及D的吸收，促進維他命E及K發揮作用，幫助腸道裡有益菌的繁殖，及控制有害菌的發展。由於它的親水性，能保留體內的水分，使皮膚滋潤光滑。

大豆是美白抗老新貴

除了飲食保養之外，抹的保養也是少不了的。

美白是亞洲愛美女性最重視的保養工作，近年來訴求天然成分與安全是研製保養品的重要趨勢，龍膽草、檸檬及大豆、納豆等，成為美白主要成分。經由特殊的

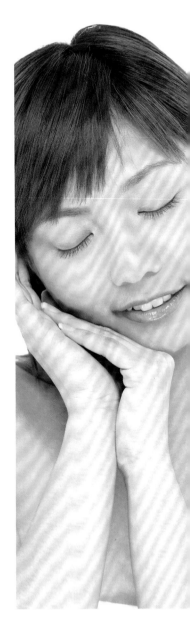

發酵過程，從黃豆萃取的精華成分，早就活用在各式各樣從洗臉到保養的化妝品中，如加入豆腐成分的豆腐香皂、加入豆乳精華的洗顏乳、加入納豆萃取物的面膜或乳液、利用豆乳發酵精華來補充保濕等。

基本上，美白保養品加入大豆精華，主要是取決於它內含複合異黃酮、不飽和脂肪酸、碳酸鹽及STI色素抑制體等。異黃酮可刺激膠原蛋白生長，柔嫩肌膚；碳酸鹽可滋潤肌膚，提高肌膚含水度；不飽和脂肪酸富含抗氧化力，可重建肌膚防禦功能；小分子大豆蛋白可淡化黑色素，減少並預防黑色素形成。

美白之外，大豆也助於抗老化。女性朋友最怕肌膚留下歲月的痕跡，醫學美容界認為因為變老就是一種醣化作用。如果糖分攝取過多，會使醣分子附著於細胞蛋白造成「醣化現象」，使得膠原蛋白與彈力纖維脆化、硬化進而斷裂，引發鬆弛、皺紋等老化現象，所以抗老除了要加強抗氧化之外，還要抗醣化，讓女性荷爾蒙可以刺激補充。除了在飲食上注意之外，在保養品加入大豆異黃酮成分也很有幫助，如果配合高抗氧的葡萄籽、綠茶等成分，抗老就更有效了。

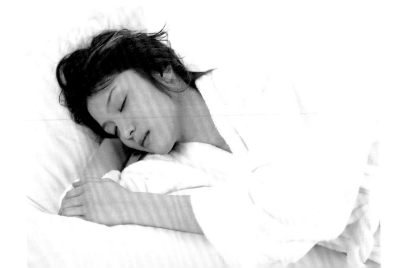

工業上的大貢獻

上一節提到，大豆蛋白應用領域十分廣泛，主要應用在肉製品、麵製品、乳製品、蛋白飲料、營養保健品和醫藥等行業，近年來，在化工、紡織、塗料、裝飾材料等行業中也開始廣泛應用。因為實在有益健康又充滿商機，全球的大豆蛋白產量都在增加。

大豆蛋白纖維環保又舒適

大豆蛋白纖維是將大豆蛋白再次加工處理，製成蛋白紡絲液，經熟成穩定後，再經過捲曲、熱定型、切斷，即可生產出各種長度規格的紡織用高檔纖維。

大豆蛋白纖維也被稱為新世紀的「綠色纖維」。除了主要原料為大豆之外，其原料數量大且具有可再生性，不會對自然環境造成破壞，另外大豆蛋白纖維生產過程中亦不會造成污染，其製程所使用的輔料、助劑均無毒，大部分助劑和半成品纖維都可以回收使用，而提純蛋白後留下的殘渣還可以作為飼料，其生產過程完全符合環保要求。

除了環保優勢之外，大豆蛋白纖維的特性接近天然羊毛和蠶絲，吸水性和透氣性都很好，皮膚不會過敏，對人體也有保健功能，又兼具有石化纖維的機械性能，既滿足了人們對穿著舒適性、美觀性的追求，又符合服

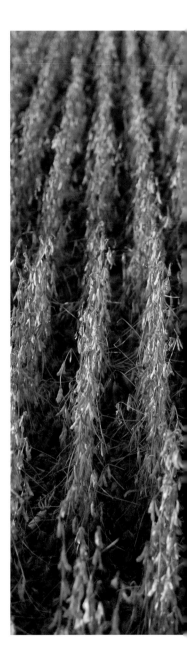

裝免燙、方便的潮流。對於紡織業而言，勢必將在棉紡、毛紡、絹紡領域掀起新產品開發的浪潮，帶來新的發展機遇。

黃豆製成的生質柴油

生質柴油是近年開始發展的一種替代性再生能源，能取代目前所使用的單一次礦物能源。根據國外的研究估計，石油等礦物能源大約6、70年後就會枯竭，因此目前歐盟和美國都以稅賦優惠來鼓勵生質柴油的使用和製造，為可能來臨的能源危機預作準備。

利用黃豆油的交酯化反應可製得黃豆油脂肪酸甲酯（Methyl Soyate），在工業使用上與石化柴油相當，因此有人把生質柴油直接稱做黃豆（大豆）柴油（Soy-Diesel）。其實其他植物油甚至回收食用油也可以製成生質柴油，只是目前原料取得上仍以黃豆為最大宗。

生質柴油的成分不含硫，重量的11％為氧，燃燒時產生的廢氣不含鉛、鹵化物等，是一種低污染的燃料，能夠大幅度的降低空氣污染。而生質柴油跟石化柴油相比，生質柴油產生的二氧化碳少了20～50％，對於改善空氣污染和減少溫室效應有相當大的助益。因其低污染性，若使用於國家公園、林區、湖泊區等或高污染城市，是一種相當理想的燃料。

生質柴油也是美國第一個通過健康測試（EPA Tier 1 Health Effects Testing）的替代性燃料。它和糖一樣可被生物分解，毒性低於食用鹽十倍，同時其燃點為150℃，高於傳統柴油燃點的65℃，因此生質柴油在處理及運輸上也相當安全。雖然提煉價格比石化柴油貴七成左右，但隨著技術的日新月異，加上石油的日漸枯竭，生質柴油在未來絕對是當紅炸子雞。

環保的黃豆油墨

　　1979年美國開始提倡開發替代石油基質的印刷油墨（Printing ink）。經過各種配方研究，黃豆油墨終於被發現其無毒環保又優異的特性。

　　在美國，烹調用的黃豆油產量豐富，價格便宜，安全可靠。製成油墨後印刷效果良好，並且符合國家制定的各項標準，尤其是環保性絕佳，因此，黃豆油墨的使用首推報業。在美國大約有一萬家報社，其中三分之一已開始使用黃豆油墨，而較大的1500家日報中，約有九成以上已肯定其效果而採用之。另外，美國五萬家印刷業者從1989年以來，因其使用範圍逐漸擴大，而大約有四分之一的業者經常使用黃豆油墨，且美國100家較大的油墨廠商至少生產一種黃豆油墨產品。

　　黃豆油墨正在逐漸引導印刷油墨業者，製造低揮發性的油墨產品。因為石化油墨含有大量的VOCs（揮發性有機化合物）及芳香族多環碳氫化合物，是非常強烈的致癌物質，嚴重有害健康。而石化油墨的VOCs更是經美國環保署（EPA）及其他政府機關認定為空氣污染源主要成分（Hazardous Air Pollutants, HAPs），若採用黃豆油墨則可解決印刷產業的環保問題。

　　以黃豆油取代傳統使用的石油系礦物油，除避免有害成分造成區域性空氣污染之外，確保作業人員健康之外，對讀者而言，傳統油墨印刷的報紙，在閱讀時會感覺到石化油墨揮發臭味的困擾，同時手也容易沾污，這是因為傳統石化油墨印刷的黑色成分，其耐擦性較差所致。若採用黃豆油墨印刷，則無上述兩項缺點，對讀者而言感受性更好。

　　除了美國，在歐洲、澳洲、日本、韓國、等國也開始使用黃豆油墨，並繼續推動中。台灣也有多家印刷廠採用黃豆油墨，有興趣了解的讀者，可以向「美國黃豆出口協會在台辦事處」查詢，看國內有哪幾家印刷業者申請了「黃豆油墨標章註冊」。

文經社

文經家庭文庫 C177

超完美食物黃豆

國家圖書館出版品預行編目資料

超完美食物：黃豆 / 鄒瑋倫著. --第一版.--
臺北市 ： 文經社, 2009.07
面 ； 公分. --（文經家庭文庫；C177）
ISBN 978-957-663-576-2（平裝）

1. 大豆 2. 營養 3. 健康飲食 4. 食譜 5.美容

411.3   98012731

著　作　人：鄒瑋倫
發　行　人：趙元美
社　　　長：吳榮斌
企劃編輯：許嘉玲
美術設計：游萬國
出　版　者：文經出版社有限公司
登　記　證：新聞局局版台業字第2424號

總社・編輯部

地　　　址：104 台北市建國北路二段66號11樓之一
電　　　話：（02）2517-6688
傳　　　真：（02）2515-3368
E－m a i l：cosmax.pub@msa.hinet.net

業務部

地　　　址：241 台北縣三重市光復路一段61巷27號11樓A
電　　　話：（02）2278-3158・2278-2563
傳　　　真：（02）2278-3168
E－m a i l：cosmax27@ms76.hinet.net
郵撥帳號：05088806文經出版社有限公司

新加坡總代理：Novum Organum Publishing House Pte Ltd.
　　　　　　　TEL: 65-6462-6141
馬來西亞總代理：Novum Organum Publishing House (M) Sdn. Bhd.
　　　　　　　TEL: 603-9179-6333
印　刷　所：通南彩色印刷有限公司
法律顧問：鄭玉燦律師（02）2915-5229
定　　　價：新台幣 270 元

發　行　日：2009年　8　月　第一版　第 1 刷